不登校・うつを経験した
精神科医の読む薬

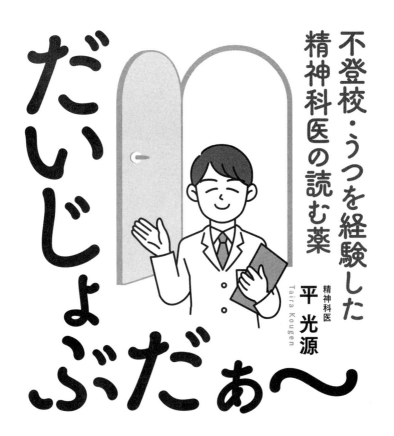

だいじょぶだぁ〜

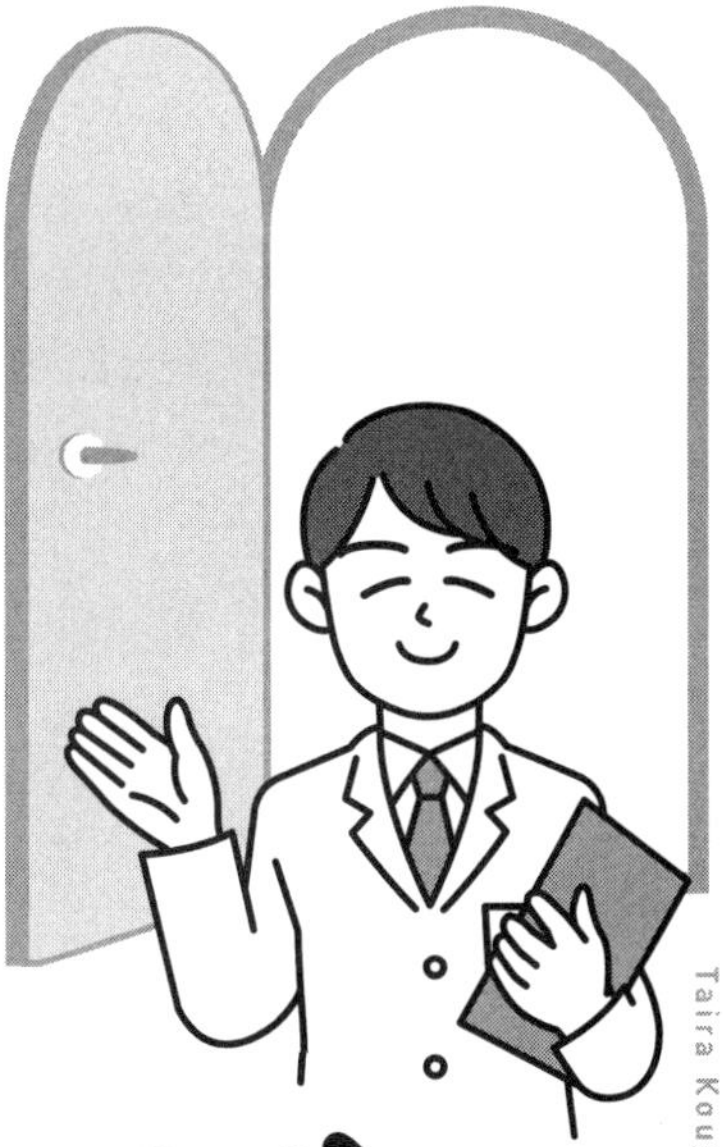

精神科医
平 光源
Taira Kougen

英智舎

はじめに

あなたが「死にたい」のは「生きたい」から

(ここはあるクリニックの診察室のドアの前です。あなたは今この瞬間、思い切ってページを開き、診察室の中に入っていきます)

がちゃ、ぎーっ。ばたん。

初めまして、精神科医の平光源といいます。よろしくお願いいたします。

さっ、どうぞおかけください。

ここまで来るのに、道に迷いませんでしたか?

今日は本当によく来てくださいましたね。精神科のクリニックの門をたたくのは結構勇気がいりますからね。

まずは、その決断に感謝させてくださいね。本当にありがとうございます。

これから、あなたのお話をうかがっていきますが、その前に3分間だけ大切なお話をさせていただきますね。

それは、とってもとっても大切なお話で、みなさんがしんどい状態になった時に落ちてしまう大きな「人生の落とし穴」のお話なんです。

あなたは今までの人生で、本当につらく苦しかった時に「死にたい」とか「消えたい」と思ったことはありませんでしたか?

私も浪人までして臨んだ大学入試に失敗し、2浪が決定。これでダメなら死んでもいいと1日14時間の勉強の末、決死の覚悟で臨んだ医学部受験でもあえなく不合格となりました。3月20日に不合格の通知を受け取ってからの約2カ月間は、何もする気になれず、ヒゲも伸ばし放題で歯を磨くことすらおっくうな状態でした。

幸いなことに、あとでお話しするあるきっかけによって、今こうして生きていますが、当時は人生の死に場所を探し回り、地下鉄に危うく飛び込みそうになりました。

そんな「死にたい」を経験した私が精神科医を24年やってきて、1日50人、延べ20万人以上の患者さんとお話をして、一つの大切な真理にたどり着きました。

それが、私がどうしても伝えたかったお話です。

一言で言うとそれは、

あなたが「死にたい」のは「生きたい」から

ということです。

「えっ？　どういうこと？」と思われたかもしれません。私たち人間は、日々考え、悩みながら今、「私」を生きています。本当に尊く素晴らしいことですが、でもこの「私を『考えて』生きること」が落とし穴になってしまうんです！

ここでは分かりやすくするために、生命の発生と進化の過程を物語風にアレンジしてお伝えします。

さてあなたは、35億年前に誕生した単細胞生物です。今、イメージするならアメーバがいいかもしれません。

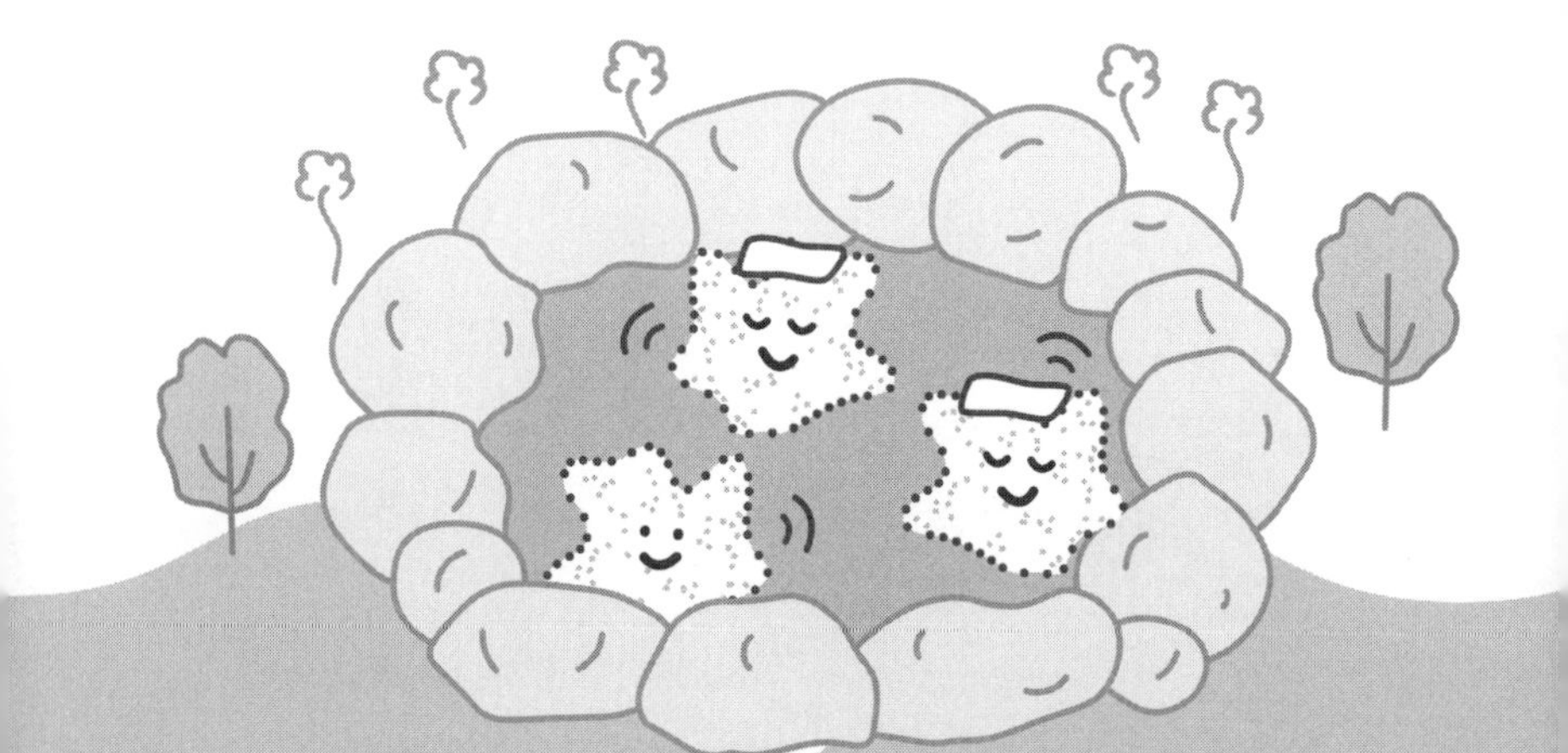

30度ぐらいのぬるま湯の温泉で「いい湯だな〜」とのんびりぷかぷか浮いていたら、穏やかで気持ちもいいし、仲間も繁殖しやすい。安心安全でいいことだらけです。

しかし、溶岩近くの100度の熱湯温泉の中にいたらどうでしょうか？　たちまちゆだって死んでしまいます。

このような経験から、単細胞生物であるあなたのDNAには、
生命維持のために「心地よい環境にとどまれ」
生命維持のために「不快な環境から去れ」
という「生命の意志」の原型のような情報が刻み込まれたのです。

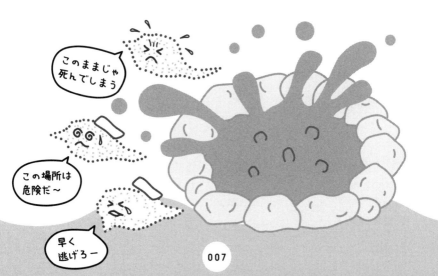

その後、10億年前に多細胞生物が出現し、800万年前に人類の祖先が誕生します。その過程で、生きようとする「生命の意志」は、大脳辺縁系と呼ばれる脳細胞に受け継がれ、「獲物を工夫して捕まえる」「稲を植えて食料を得る」などの考える脳は、進化の過程で後から新しく生まれました。これが「私」が「私」として考え、行動を決定する脳、大脳新皮質です。

さあ、察しのよいあなたなら、気が付いたでしょうか？

そうです。「不快な環境から去れ」は、私たち人間が、35億年前の単細胞生物から引き継い

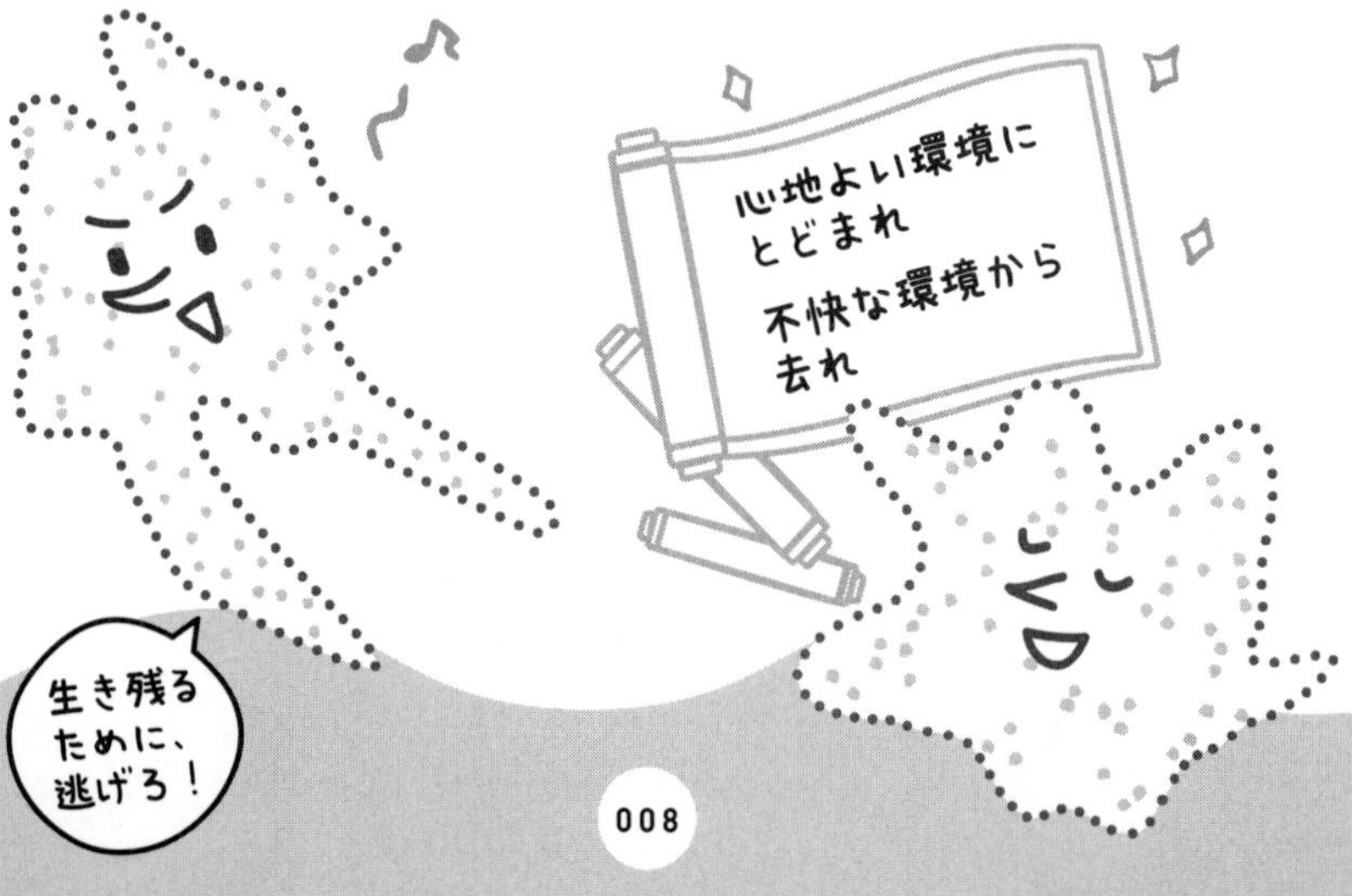

だ「生きろ！」という「生命の意志」。地震や雷や火事などの危険から生き延びるための、大脳辺縁系からの本能のメッセージだったのです。

ところが私たちは、自分が置かれた不快な環境から去りたくなることを（本当は大脳辺縁系からの「生きろ！」というメッセージなのに）、私の考え（大脳新皮質のメッセージ）だと誤解してしまいます。

「この世は生きづらい。生きていても不快だから死んだほうがいいんだ」と自分が思っているように錯覚してしまうのです！

「不快な環境から去れ」というメッセージ

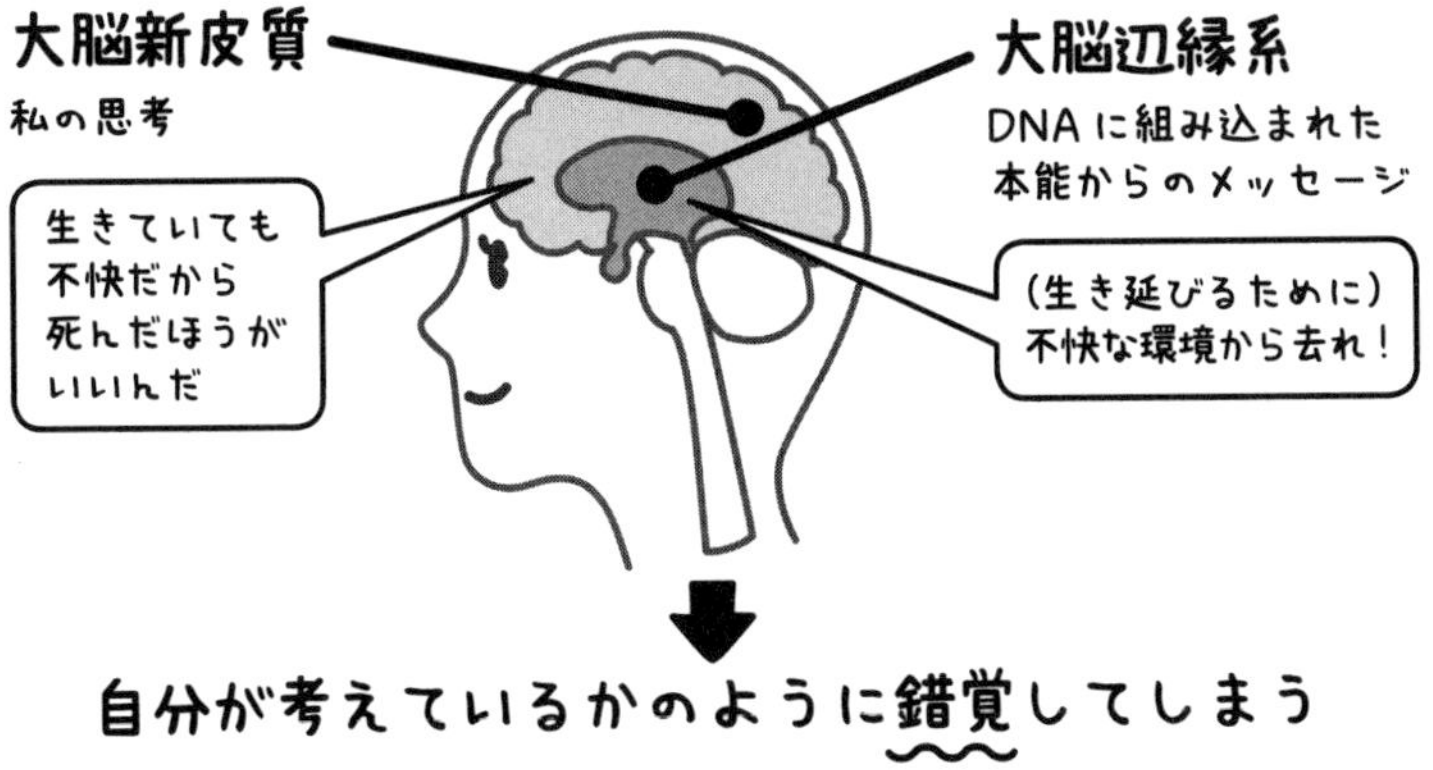

を出す大脳辺縁系は、私たちが「考える」時に動かす大脳新皮質よりもより古く、脳の深い部分にあります。

ですからまるで「表面上では死にたくないと思い込もうとしているけど、深い心の奥底の自分は死にたいし、消えたいんだな」と思い込んでしまうのに十分なほど、何万回もずっと「私」を刺激し続けます。

もし今、あなたが行き詰まっていて苦しい状況だとしたら、ひょっとしたら強烈に「死にたい」という気持ちがあるかもしれません。

でも、ちょっと待ってください。その気持ちは、「不快な環境から去れ」という、つまり「生きろ！」という生命の最初にして最強の「意志」であり「能力」なのです。

「錯覚」で死ぬぐらいなら、その不快な環境から今すぐ離れてのんびりしましょう。

休みたかったら休んでもいいし、その不快な場所から逃げたかったら、逃げていい。

生きているだけで十分素晴らしいんですよ。
本当はただそれだけで、あなたの命は喜んでいるんです。

ちょっとだけのつもりが、少し話が長くなってしまいました。
錯覚に気が付いたり、考え方を変えてみるだけで気持ちがだいぶ変わることをお伝えしたくて、つい力が入りすぎました（笑）。

それでは、あなたのお話を聞かせてくださいね。

今日はどのようなことを相談にいらっしゃいましたか？

目次

第1章

「だいじょぶだぁ〜」と思える思考のコツ

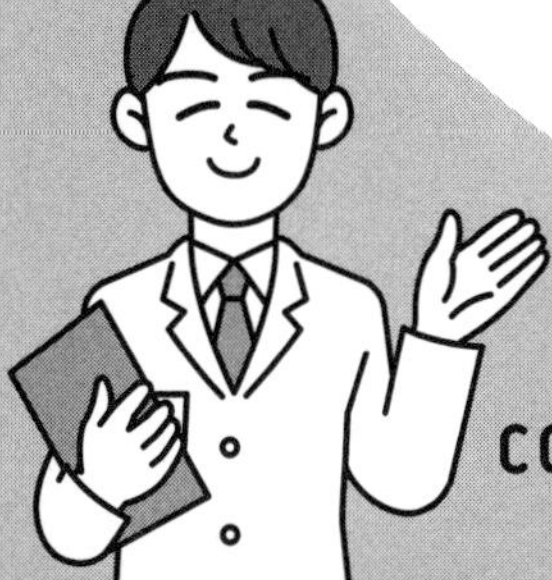

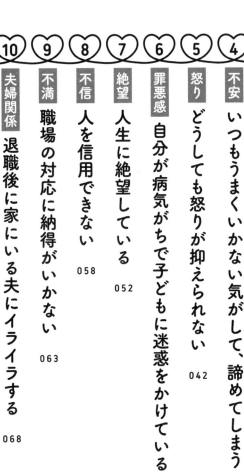

CONTENTS

第2章

人間関係の処方箋

第3章

時間の悩みへの処方箋

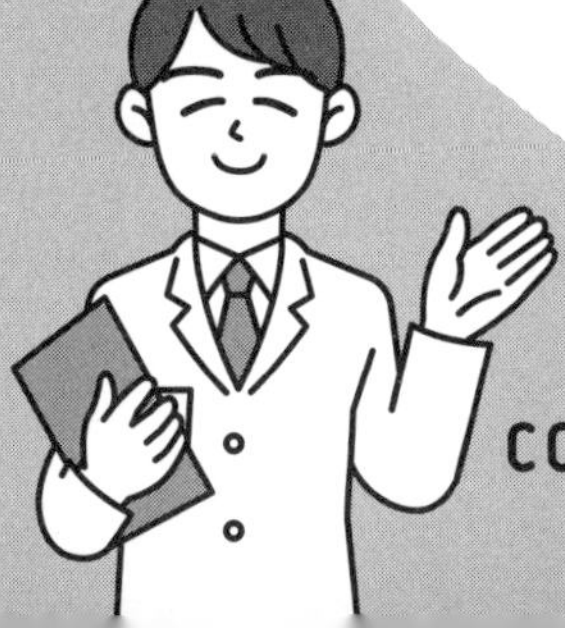

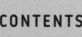

CONTENTS

第4章

お金の悩みへの処方箋

第5章

健康の悩みへの処方箋

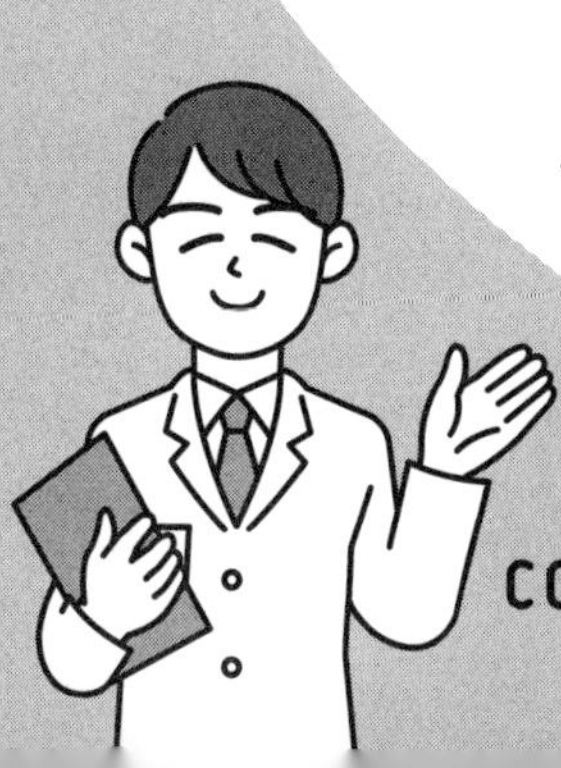

第1章

「だいじょぶだぁ～」と思える思考のコツ

悩んでいたことが「だいじょぶ」と
思えるようになる、考え方のヒント

1

自己価値

自分の長所が分からない

Aさんは40歳の女性です。子どもの頃からどうしても自分に自信が持てず、人目が気になって、転職を繰り返しています。

A：実は、ずっと悩んでいることがあるのですが。

Dr.：どんなお悩みでしょうか？

A：自分の長所が分からなくて、どうしても自信が持てないんです。

Dr.：なるほど、確かに私も以前は自分の長所が分からなかったので、その悩みはよく分かります。

A：どうしたら自分の長所に気が付けるのでしょう？

Dr.：その質問に答える前に、私からちょっと質問させてください。世界中のコインには裏がありますが、表のないコインって存在すると思いますか？

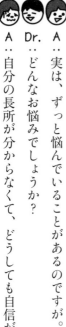

A：そんなの、あるわけないじゃないですか。

Dr.：そうなんですよ。そんなコインは存在しないんです。それと同じように、実はその人の性格も能力もまったく同じで、短所という裏だけで存在することはなく、その表には長所が存在するんです。

A：えーっ、ちょっと信じられません。私、欠点ばかりなので。

Dr.：それでは、Aさんの欠点を教えてもらえますか？

A：私はとても気が弱くて、すぐに人の顔色を気にしてしまいます。

Dr.：素晴らしいですね！

A：えっ？

Dr.：気が弱いということは、心がとても繊細で優しいという長所ですよ。人の顔色が気になるというのは、相手を思いやる気持ちが強い証拠です。本当に素晴らしいことです。

A：そうなんですか？

Dr.：はい。実際に、Aさんと同じことで悩んでいる女性を知っていますが、彼女はとても優秀な看護師です。調子が悪い患者さんの気持ちを先読みして必要なものを準備したり、患者さんの顔色、つまり気力や体力などを総合的に判断して手術後のリハビリの計画を変更したりできる。それは、その繊細さという天からの賜物、素晴らしい能力です。

A：なるほど、確かに気が強くて自信満々すぎる看護師さんには弱音が言えないかも（笑）。

Dr.：ほかにも、こんな例があります。コロナで飲食店が軒並み閉店していた時期に、残飯がなくなり行き場をなくした渋谷や歌舞伎町のネズミたちが近隣住宅に出没して、大変なことになりました。清掃業者の方が駆除にあたったのですが、東京にネズミ捕りがうまい業者の方はあんまりいない（笑）。

A：なるほど。

Dr.：そこで大活躍したのが、同じように清掃会社に勤めるＡＤＨＤ（注意欠如・多動症）の職員でした。その方は、いつも落ち着きがなく、何か動くものがあるとすぐそっちに気が散ってしまうものだから、一つのフロアの掃除に人の3倍の時間がかかり、上司に怒られてばかりだったのです。でも、ＡＤＨＤの特性は、医学的には「原始時代の狩人の能力」と言われていて、動くものを

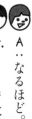

見つけて素早く反応する能力なのです。おかげでその能力がネズミ捕りにはとても活かされ、東京がネズミだらけになる危機を救ったんです。

A：そんなことがあったんですねー。

Dr.：私たちは、長所はすぐに見つけられないかもしれませんが、欠点ならすぐに見つけることができます。おそらく、「間違いを見つけてそれを正し、得点を積み上げていく」というテスト中心の学校教育の弊害からきていると考えられ、あなたのせいではありません。でも、その特性も「短所をすぐに見つけられる」素晴らしい能力ですよね。

A：確かに短所は、いくらでも言えそう（笑）。

Dr.：それは本当に能力！　素晴らしいですよ。せっかくその能力があるのなら、それを使って、短所を見つけ、それをひっくり返して長所を見つけてみてくださいね。最初はすぐに長所が出てこないかもしれませんが、例えば、「イチローは信念があってすごい野球選手だけど、頑固かも？」というように、有名人の長所を短所に置き換えてみるようなことをゲーム感覚でやってみてください。それができるようになると、コインを表から裏、裏から表、とひっくり返すように、長所と短所の言い換えができるようになります。

A：なんだかやれそうな気がしてきました。ありがとうございます。

処方箋

すべてはコインの裏表。
長所探しをするのではなく、
短所を見つける能力を使って、
そのコインをひっくり返す。

2

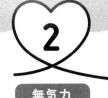

無気力

勉強をやる気が起きない

Bさんは、18歳の女性。現在高校3年生ですが、受験勉強中に勉強する意味を感じられなくなり、学校に行くことすら無意味に感じ、学校も休みがちになってきました。心配した親に連れられて来院しました。

Dr.：今日は来てくれてありがとう。何か、私が役に立てそうなことはありますか？

B：今、受験勉強中なのですが、なんでやりたくないことを勉強しなくてはいけないのか分かりません。

Dr.：とっても分かりますよ。受験勉強は本当につらいですよね。

B：いや、医者になるぐらい頭のいい先生には分からないと思いますけど。

Dr.：ところがそうでもないんです。私も、なんで医者になるのに、数学とか物理など人の命に関係ないことをやらなければならないのかと思って、勉強に身が入らなかったほうなので。そのせいで3年も浪人してしまいましたが（笑）。

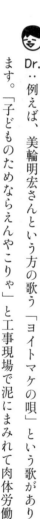

B：えーっ、3浪ってすごくないですか？　先生はどうやって、そんなにやりたくない受験勉強を3年も続けてこられたんですか？

Dr.：実はある時、ふと考えたんです。やらされていると思うからやりたくなくなるけど、そもそも、何のために受験勉強をしているのかと。そこで、受験勉強は「医者になりたい」という自分の夢を実現するための手段なんだなということを思い出したんです。

B：どういうことですか？

Dr.：人間は、やりたくないことを目的にしてもがんばる力は出ないんです。でもやりたいことがあって、それをしっかりと心において、それを叶えるための手段だと考えると案外がんばれるものです。

B：へえー。

Dr.：例えば、美輪明宏さんという方の歌う「ヨイトマケの唄」という歌がありますす。「子どものためならえんやこりゃ」と工事現場で泥にまみれて肉体労働をするお母さんの歌なのですが、目的が「家族の笑顔」なので、女性としては大変な工事現場の仕事でもがんばれるのです。

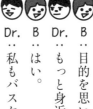

B：目的を思い出す……。

Dr.：もっと身近な例を出しますけど、Bさんはバスケットボール部でしたよね。

B：はい。

Dr.：私もバスケットボール部だったので分かりますが、例えば50メートルダッシュ10本とか、ランニング5キロとか、きつくなかったですか？

B：はい、正直、嫌でした（笑）。

Dr.：だとしても、やっていましたよね。それはなぜか？　ダッシュ力は、相手が追い付けないぐらいの速さでゴールを決めるために必要だし、ランニング5キロは試合終了までの持久力を保つために必要だから、嫌でもやることができた。それは試合に勝つという、望む未来につながるからではなかったでしょうか？

B：確かにそうですね。

Dr.：ちょっと違う言い方をしてみますね。もし、私が精神科の医者を目指し、無事に医学部に入った医学生だとしましょう。「私は精神科医になるので、ほかの科は嫌いだから勉強はしませんでした」と、泌尿器科や耳鼻科、内科の勉強を一切してこないで医者になったとします。そんな医者にかかりたいですか？

B：絶対嫌です（笑）。

Dr.：そうですよね。私も実際、あんまり好きではない科もあったのですが、嫌だけど、ひと通り勉強しました。それによって、脳腫瘍からのめまいを自律神経失調症と誤診しなくてすみましたし、二十歳の女性のつわりを「職場のストレスですね」と誤診しなくてすみました。おかげで、「先生は本当に知識が豊富で腕が確かなので信頼できます」と患者さんからも信頼されています。多分、医者になって一番役立っているのは、もともとやりたくなかった物理や数学を「嫌々でもやる」という受験勉強で得た能力だと思います。

B：それは、医学が特別だからではないですか？

Dr.：そんなことはありません。ある職場に技術者として就職したのに、現場回りの一環として営業に配属されたとしましょう。営業が嫌でも、ものを売る大変さが痛いほど分かれば、営業が困らないほどにスゴイ製品を作る技術者になるかもしれないし、取引先が求めている機能を肌で感じてかゆいところに手が届く素晴らしい製品を作るかもしれません。私もたくさん失敗をした人間だから、経験者として自信を持って言えるのですが、人生に無駄なことは一つもなく、すべては未来に役立ちます。

B：ではそもそも、何がやりたいか分からない場合は、何を目標に受験勉強をしたらいいのでしょうか？

Dr.：これからは、ＡＩやロボットが人間の代わりをしていく新しい時代です。「お金のためにやりたくない仕事をする」から「好きなことを仕事にして生きていく」のが当たり前になっていくと思います。でも中学・高校生の段階でそれを決めるには年齢的にあまりに経験が少なすぎます。そんな世の中だからこそ、今後どんな方向でも自分の道が開けるように、そしてその運命の仕事に出合うために「やりたくないことができる」ことこそ立派な能力になります。

B：分かりました。未来のやりたいことのために、やりたくないことをやってみます。

その後、Bさんは学校に戻って、受験勉強を始めることができました。

処方箋

「その科は嫌だから勉強してません」。
そんな医者にかかりたい人はいない。
やりたくないことをやれる能力は
やがてやりたい未来につながっていく。

3

トラウマ

過去の失敗にこだわり、前に進めない

Cさんは35歳の女性。過去に職場で店長を任されるも、売り上げが下がり、いたたまれなくなり逃げるように退職。その後、新しい職場で順調に仕事をこなしましたが、店長を任されてしまい、不安で眠れなくなり来院しました。

Dr.：どうなさいましたか？

C：実は、職場で店長を任されることになったのですが、以前の職場で失敗した記憶がよみがえってきて、不安で眠れなくなってしまって、つらくなって相談に来ました。

Dr.：確かに眠れないのはつらいですよね。以前、失敗したとのことですが、もう少し詳しく教えていただけませんか？

C：以前、同様の職種で店長を任されたんです。当時は私も若かったせいか、必要以上に部下を厳しく指導しすぎて、部下との間に溝ができてしまって……。職場の雰囲気が悪くなって、結局売り上げも下がってしまい、精神的に追い詰められて、その職場を辞めてしまいました。今回、店長を任されてしまったので、また同じようになったらどうしようと思って、不安になってしまいました。

Dr.：そうだったんですね。前の職場を辞める時は、引き止められなかったんですか？

C：「少しお休みして、もう一度働いてほしい」と社長には引き止められましたが、私の中では黒歴史、消したい過去にしか思えなかったので、半ば強引に辞めてきました。

Dr.：そこまで前職で引き止められて、そしてまた店長を任されるというのは、よっぽど信頼されるような働き方をされているようですね。そんなに自信をなくす必要はなさそうですが……。

C：何もかも思い通りに実現している先生には、私の苦労や不安は分からないと思いますよ。

Dr.：そんなこともないですよ。私も結構な紆余曲折の黒歴史だらけですよ

（笑）。せっかくだからお話ししてもいいですか？

C：ぜひ、聞いてみたいです。

Dr.：実は、高校1年生からいろいろな事情が重なって一人暮らしが始まりました。4人兄弟の末っ子として育ってきた甘えん坊だったので、家事や洗濯、食事の準備など、何から何まで一人でするのが大変で、どんどん成績が下がってしまって。360人中350番みたいな、ひどい成績になっていました。そこからの医学部受験だったので、本当に大変でした。

C：そうだったんですね。でも、こうしてお医者さんをしているということは、無事合格できたんですよね。

Dr.：本当に苦労しましたよ（笑）。一生懸命勉強したけれど、結局浪人して、1浪ではダメで、結局2浪して……。「この2浪でダメなら死のう」と覚悟を決めて1日14時間ぐらい勉強して臨んだ受験にも失敗し、3浪が決まったあとの2カ月ぐらいは、うつ状態になって、ヒゲも伸ばし放題で風呂にもろくに入らずに、死人のようにベッドに横たわっていました。その時は親の期待に応えられない情けなさや先の見えない不安で、本当に絶望感でいっぱいで、死のうとして地下鉄に吸い込まれそうになったこともありました。

C：そんなに大変だったのに、よく受験を再開する気になれましたね。

Dr.：いろいろなきっかけがあるのですが、そのなかの一つをお話ししますね。
実は、3浪目の5月に叔母さんが訪ねてきてくれました。その時は3浪うつ状態真っただ中で、怒られるのも嫌だし、励まされるのも嫌だという状態で、逃げるように2階に駆け上がっていこうとしましたが、見つかってしまいました。
その時に叔母さんは、怒るでも励ますでもなく、私のヒゲもじゃなすすけた顔を見るなりそっと財布から五千円札を取り出し、私の手に握らせて、「光源ちゃん、そんなに勉強ばかりしてると頭がおかしくなるから、コレでエッチな本でも買いなさい」と真顔で言ってくれました。

C：えっ、そんなことを言われたんですか？

Dr.：そうなんです。でもその時に、高校1年生から3浪突入までの約5年間、約1800日、ずっとのしかかっていた「勉強しなきゃ」という肩の重荷がふーっと消えてなくなって、不思議と心がすーっとラクになったんです。
そして、自分が万が一、医者になれたとしたら、叔母さんのように暗闇の中にいる人の心に光をともしたいなと強く思いました。そうして、死んでいた自分の頭や心に再び血が通うようになり、受験勉強を再開できるようになったんです。

C：そうだったんですね。そんな大変なことがあったんですね。

Dr.：大変ではありましたが、その経験は私にとっては本当に宝物です。言葉一つで人生なんて変わるの？ と思う人がいるかもしれませんが、実際、私は人生が変わりました。それは、叔母さんの言葉が光だったこともありますが、私が暗闇にいたからでもあるんです。暗闇にいるからこそ、一筋の光を見出すことができる。だからCさんもその過去の暗闇を否定しないで、そこに自分で光をともしてほしいんです。

C：先生の貴重な経験を共有させていただき、ありがとうございます。もう一度、店長にチャレンジしようという気持ちになってきました。

その後、職場に戻ったCさんは、過去に店長になって店舗運営を失敗したことをスタッフに話し、「そのような至らない自分だからこそ、今度はみんなと共同でお店をつくっていきたい」とお願いしたそうです。過去の失敗を正直に話したCさんの話にスタッフも感動し、みんなの心が一つになって、最高の職場になったとうれしい報告を頂きました。

処方箋

あなたの過去の闇は、消すべき不要なものではなく、あなたの人生を光に変える大切な宝物。

4

不安

いつもうまくいかない気がして、諦めてしまう

Dさんは38歳の女性。自分に自信がなく、いつもうまくいかない気がして、何かをやろうとすると緊張してしまって新しいことに踏み出せません。今回も、友人に一緒に京都に行こうと誘われましたが、行く自信がなく、結局行くのをキャンセルしてしまいました。その後、申し訳なさから、自分から友人に連絡を取ることもできなくなり、落ち込んで来院しました。

Dr.：どうなさいましたか？

D：実は、友人に「一緒に京都に行こう」と誘われましたが、人混みで体調を崩すのが怖くてキャンセルしてしまい、自分だけ旅行に行けないことに落ち込んでしまいました。

Dr.：なるほど、それはとても悲しかったですね。

D：そうなんです。私はいつも失敗ばかりで、情けなくなります。

Dr.：いつも失敗ばかりと感じるんですね。過去にもそんな体験があったのですか？

D：はい。大学生の時も、旅行に行こうとして、直前で怖くなって行けなくなったことがありました。そこから気まずくなって、その友人と疎遠になってしまいました。

Dr.：今回の出来事は、どんな未来になりそうですか？

D：今回も旅行をキャンセルしたことで、友人と疎遠になりそうな気がします。なんだか、自分が嫌になります。

Dr.：分かりました。ちょっと私の患者さんの話をしたいのですが、よろしいでしょうか？

D：はい。

Dr.：実はその方は、5年間、パニック障害という病気で電車に乗ることができなかったんです。そこで、最初に薬物療法を行ってから電車に乗ることにチャレンジしてもらいました。翌週の外来受診の時に、診察室に入ってくるその患者さんが浮かない顔をしていたので、私はてっきり、電車に乗るチャレンジが失敗したのだと思ってしまいました。どうだったと思います？

D：当然、乗れなかったんでしょう？

Dr.：ところが実際は、乗れていたんです。びっくりして、なんで5年ぶりに電車に乗ったのにそんなに浮かない顔をしているの？　と聞いたら、「だって、乗る前にものすごく緊張してしまって。普通の人なら緊張しないのに」と、そこに落ち込んでしまったので、と言っていました。

この考え方を、精神医学では「白黒思考」というのですが、「実際に電車に乗れた」という白の部分があるのに、「乗る前にとても緊張した」という黒をわざわざ見つけてきて、落ち込んでしまうんです。こういう考え方をしていては、「成功体験」が「失敗体験」として記憶されてしまうので、本当は「緊張するけどできる」ことが、「緊張するから避けること（結果的にできないこと）」となって、その記憶が定着し、次のチャレンジを邪魔するんです。ちなみに今回の友人は、何と言っていますか？

D：「しょうがないよ、また次に行こう」と、笑顔で言ってくれていました。

Dr.：だとしたら、友人はそんなに気にしていないんですね。2人の関係を疎遠にもっていこうとしているのは、Dさんのほうかもしれませんね。

D：確かに、そうかもしれません。

Dr.：いつもうまくいかない気がするのは、ただの「思い込み」や、それがつくる「感情」であって、「事実」ではないかもしれません。そのために自分の人生を暗黒の闇で満たすのはもったいない。できなかった部分ではなく、「できている」部分や、友人との関係性などの事実に目を向けて、もう一度チャレンジしてもいいかもしれませんね。

D：チャレンジですか？　自信がないなあ〜。

Dr.：いきなり県外への旅行はハードルが高いので、できそうなところから始めてみるといいですよ。例えば、友人と車で10分のスーパー銭湯に行くなどはどうでしょう。専門的にはベイビーステップと言うのですが、まさに赤ちゃんでもできそうな、自分に優しいチャレンジから始めましょう。

D：それならできそうな気がしてきました。ありがとうございます。

その後、Dさんは、思い切って友人を誘って県内に日帰りの温泉旅行に行くことで、「旅行には行けない」「友人と疎遠になる」という思い込みを克服しました。

「来年は京都に行く」とワクワクしながら、今から計画を立てているようです。

処方箋

「思い込み」や「感情」は、「事実」ではない。振り回されずに、やれることからチャレンジする。

5

怒り

どうしても怒りが抑えられない

38歳のEさんは、行く先々の職場の上司と折り合わず、何度も転職を繰り返しています。今の職場では、心から信頼できる上司に巡り合え、仕事も順調に進んでいましたが、ある日、上司が言った一言にショックを受け、どうしても職場に行くことができなくなりました。

Dr.：どうなさいましたか？

E：実は、上司に人格を否定されるようなことを言われて、ショックで腹立たしくて職場に行けなくなったんです。

Dr.：それは、とてもつらかったですね。

E：はい、今の上司はとても信頼していたので、余計にショックでした。

Dr.：もしよかったら、どんなふうにEさんを否定したのか、教えていただけないでしょうか？

E：「仕事が全然なっていない。こんな仕事のやり方では、いつまでたっても終わらないぞ」と言われました。

Dr.：なるほど。それで、その言葉でどう感じたのですか？

E：こんなことでは「全然ダメだ」と自分の能力を全否定されてしまった気がして。そんなに価値のない私なら、職場に行っても意味がないと思ってしまいました。

Dr.：なるほど、「全然なっていない」という言葉に反応してしまったのですね。でも、この発言の場合は、ダメなのはやり方であって、Eさんの能力を全否定しているわけではないんですけどね。

E：そうなんですか？　私にはそうとしか捉えられませんでしたが。

Dr.：誤解してほしくないのは、Eさんの感じ方がおかしいと否定しているわけではないんです。専門的には「感情的決めつけ」という現象で説明されるのですが、実は私たちは、相手の言葉を認識する時に、特定の「思い癖」を持っているのです。

E：「思い癖」ですか？

Dr.：例えば、自分ががんばってやっている時に、それを認めてもらえないと「不当な扱いを受けた」と認識して怒りの感情を感じる。その怒りがあまりにも強すぎると、それで心がいっぱいになり、思考がショートして、行動が止まってしまうんです。

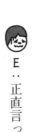

E：感情的決めつけですか？

Dr.：はい。先ほどの話に戻りますが、Eさんのやり方を続けていってうまくいきましたか？

E：正直言って、うまくいっていませんでした。それで上司に相談した時に、そう言われました。

Dr.：だとしたら、「そのやり方はダメだ」という内容は、あながち外れてはいませんね。けれども、「こんなにがんばっているのだから認めてほしい」という思いがあって、そのために否定されたような感じがしてしまって、「否定された。不当な扱いを受けた」という怒りの感情が出てしまったのです。上司が否定したのは「やり方」だけだったのに、「自分を全否定」されたと誤解して

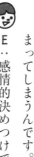

しまったんですね。

E：確かに、その後、違うやり方を教えてくれていたのですが、頭が真っ白になっていたので、もうその言葉は頭に入っていない状態だったことを思い出しました。

Dr.：先ほどのお話から、上司との信頼関係はある程度できていたのだと思います。だからこそ上司は「Eさんなら乗り越えられる」と気を許してストレートに言ってくれたのかもしれませんね。逆に、信頼関係ができていたからこそ、Eさんは自分のがんばりを分かってほしいという気持ちが強まってしまっていたのかもしれません。

E：確かにそうかもしれません。毎回、信頼している人に裏切られたと感じて転職していて、なんで私ばっかりこんなに不当な扱いを受けるのかと相手を恨んでいたのですが、私の捉え方の癖だったのかもしれませんね。

Dr.：だとしたら、このまま辞めてしまうのは少しもったいないような気がします。言葉はただの言葉です。自分の「感情的決めつけ」に振り回されて、せっかくの信頼関係が崩れるのは確かにもったいない。よかったら、この出来事も含めて、上司に正直に伝えてみてくださいね。

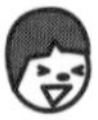

E：分かりました。もう一度話し合ってみたいと思います。

その後、上司と相談した結果、上司はEさんをはじめから信頼し、仕事をやり遂げる能力もあると思っていたことが分かりました。自分の右腕になってほしくて、仕事のやり方を早く伝えたい一心で、「そのやり方はダメ。こうするといいよ」と悪意などなく、アドバイスのつもりで言葉を発していたことも分かりました。誤解が解けて、今は上司と一緒に仕事をやり遂げることができています。

処方箋

言葉はただの言葉。
それに「否定」の意味付けをしているのは
相手ではなく自分自身かもしれない。

6

罪悪感

自分が病気がちで子どもに迷惑をかけている

Fさんは、40代の専業主婦。乳がんで体調が思わしくなく、食事の支度も半分は高校生の娘さんに手伝ってもらっています。それに罪悪感を感じて、来院されました。

Dr.：どうなさいましたか？

F：実は4年前から乳がんで闘病生活を送っていて、抗がん剤のせいか、めっきり体力がなくなってしまい、一人娘に頼りっ切りになってしまいました。それが情けないやら申し訳ないやらで。

Dr.：そうだったんですね。それはつらかったですね。

F：家族は気にしなくていいよと言ってくれますが、それがかえってつらくて罪悪感でいっぱいになってしまいます。そんな自分が本当に情けなくて……。

Dr.：確かにそう感じていたら、情けないと思ってしまいますよね。でも、そもそも、すべての現象は常に中立で、良いも悪いも決まっていません。例えば、娘さんはどんな性格ですか？

F：とっても素直で優しい性格で、私のようながんで苦しむ人を助けたいという思いから、将来は看護師さんになると言ってくれています。

Dr.：それは素晴らしいですね。でもそれはFさんがご病気をされたから、そういう優しい子に成長したのかもしれませんよね。

F：確かにそうかもしれません。

Dr.：それに、お料理を一人で作れることは、将来、自立して生きるうえでもとても大事な能力です。それを、今から練習できる機会を与えられているなんて、娘さんは恵まれているのかもしれませんよ。

F：なるほど、でもほかの人と比べるとダメな親ですよね。

Dr.：ダメな親かどうかなんて最後まで分からないものですよ。例えば不登校の子の親を見ていると、意外に「良い親」であることが多いです。親が良い人すぎて、社会に出て厳しかったり、意地悪だったりする人間に巡り合って、びっくりして職場に行けなくなるパターンが本当に多いんです。

F：そうなんですね。でも、先生にいくらアドバイスを頂いても、やっぱり罪悪感は消せそうにありません。

Dr.：消せない？　いいんです。罪悪感は消す必要なんかありませんよ。

F：えっ？

Dr.：罪悪感って、もともと何だったか分かりますか？

F：さあ何でしょう？

Dr.：罪悪感は、「もっと何かをしてあげたい（けどできない）」という時に発生する気持ちですよね。つまり、もとは家族を思いやる「愛」だったんです。

F：罪悪感は「愛」……。

Dr.：こんなにも家族を愛しているFさんだからこその特別な感情ですから、それをなくすのではなく、「ごめんなさい」から「ありがとう」に変えてほしいんです。もしFさんが娘さんに何かをプレゼントした時に、娘さんが「お母さんの大切なお金を私に使わせてしまった。申し訳ない」と落ち込んで罪悪感を感じていたら悲しいですよね。そこは素直に受け取って、「ありがとう」と言ってもらいたいと思うのではないでしょうか。

F：そうですね。確かに、最初は「ありがとう」をたくさん言っていたのですが、やってもらう罪悪感から「ごめんなさい」ばかり言うようになっていた気がします。

Dr.：気持ちはとてもよく分かりますが、人にしてほしくないことは自分もしないこと。娘さんには「罪悪感」という愛のカタチではなく、「感謝」という愛のカタチで伝えてあげてください。

きっと、感謝が感謝を呼び、喜びに変わり、それが新たな喜びを呼び込んで、今より幸せな時間を過ごすことができるようになりますよ。

F：分かりました。早速やってみます。ありがとうございました。

その後、Fさんは娘さんと素直に感謝を伝え合い、徐々に体調が回復していったそうです。

処方箋

罪悪感は愛のエネルギー。
せっかくの愛なのだから、
そのエネルギーを「ごめんなさい」から
「ありがとう」にひっくり返そう。

7

絶望

人生に絶望している

Gさんは40歳の男性。75歳の父親は認知症で入退院を繰り返しています。Gさんの父親は平気でうそをつくタイプで、Gさんは何度もだまされてきたので、気が付いたら人を信用できなくなってしまっていました。さらに、認知症になった父親の世話をしたり、年を取って弱ってきた母親のサポートをしたりで、気が休まる時がないようです。最近では、「自分の人生はなんだったんだろう?」と、人生に絶望して来院しました。

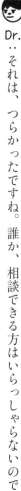

Dr.：どうなさいましたか?

G：なんだか気分がふさいでしまって。何をするにも意欲が出なくて、本当に行き詰まっている感じです。

Dr.：それは、つらかったですね。誰か、相談できる方はいらっしゃらないのですか？

G：うそばかりつく父に裏切られて生きてきたので、基本、信用できる人がいません。

Dr.：Gさん、ひょっとして、常にどうしようもない怒りを感じていませんか？

G：なんで分かるんですか？　父に対する怒りや、職場や社会に対する怒りがいっぱいあります。でも、普段は表面に出さないようにずっと我慢しているのですが……。

Dr.：実は、「怒り」の感情って、「不当に扱われた」という思考によってつくられるんです。お父さんの度重なる裏切りは、「他人はいつもルールを破る」という認識をつくり、常に人が信用できなくなります。そして、「いつも不当に扱われている」と考えるので、その思考は怒りの感情をつくります。我慢して怒りを溜め込んでいると、それは過去に対する恨みになります。

G：なるほど。

Dr.：そして、今もダメ、過去もダメだとしたら未来に対しても不安や恐怖でしか感じられない。すべてが「ダメ」と感じる状態、それが絶望感です。

G：本当にその通りだと思います。自分の人生はもうおしまいです。

Dr.：ちょっと、待ってくださいね。今まで本当につらかったと思います。でも、人生がおしまいかどうかはまだ分かりませんよ。

G：どういうことでしょうか？

Dr.：怒り、恨み、不安、そして絶望。これらは、実は「事実」ではなく、ただの「感情」なんです。

G：ただの感情？

Dr.：そうです。いろいろなネガティブな感情によって支配された心が行きつく先が絶望という感情なので、なんだか目的地が決まった列車に乗っているような、避けられないような気持ちになりますが、実は、それはただの感情。そして感情は、自分の思考によってできています。

「事実」は常に中立で、プラスもマイナスも決まっていません。だから思考を変えていくと、感情が良い方向に変わってくるかもしれません。

G：でも、今の状況は絶望以外には考えられませんが？

Dr.：例えば、「人が信頼できない」とおっしゃっていましたが、お母さんも信頼できませんか？

G：そんなことはありません。母は、認知症になった父を一生懸命支えていますし、私のことも大切にしてくれます。すごい人だと思います。

Dr.：そうなんですね。では、お父さんは信頼できなくてもいいので、例えば、お母さんだけは信頼してみてください。そうすると、「人間はすべて信頼できないものだ」という思いがただの思い込みだということも分かります。ほかにも、Gさんが信頼していなくてもいいので、誰かGさんをサポートしてくれようとしている人はいませんか？

G：父の病院の医療相談室の方や、ケアマネジャーさんが、父の入院に際していろいろ動いてくれました。また、もう家で介護するのは限界だと、施設での介護を提案してくれています。

Dr.：なるほど、サポートを申し出てくれる方がいるのですね。実は、認知症介護は、1人の患者さんに対して3人の介護者が必要とされています。Gさんが働いているのを考慮するとマンパワーは0・3で、お母さんが1としても、1・3で到底足りません。絶望的に感じるのも当然です。自分の親を自分で看《み》ずに施設に入ってもらうことに対して、子どもとしては罪悪感を感じるかもしれません。でも、その罪悪感も事実ではなく感情です。一定以上進行した認知症は、家で介護するより専門のスタッフが介護するほうが良いと言われているんです。

G：そうなんですね。他人を信頼できなかったので、父を施設に入れて金儲けをしようと思っているのだと、誤解していました。私を助けようとしてくれていたんですね。そんなことは思いもしませんでした。

Dr.：今までお一人で本当によくがんばりましたね。でも、全部を自分で背負い込んで、いろいろなことがうまく回らなくなるより、そろそろ周りの人をもう少し信用して任せて、ラクになってもいいのかもしれませんよ。

G：なんだか、急にラクになってきた気がします。さっきまで絶望していたのに、不思議ですね。

Dr.：そうなんです。絶望もただの感情だから、変化させることができるんです。

その後、ケアマネジャーさんに相談したGさんは、認知症が進んでいるお父さんのための施設を無事に見つけることができました。10年ぶりに、お母さんを京都旅行に連れて行くこともできて、憧れていたソロキャンプを始められたようです。

処方箋

絶望は事実ではない。
絶望はただの感情。
ちょっとだけ思考を変えると、
感情も変わっていく。

8

不信

人を信用できない

Hさんは29歳の女性。最初は大好きだった彼氏でしたが、次第に相手を信じられなくなり、お別れしました。2年後、新たに優しい彼氏ができましたが、また裏切られるのではないかと不安で、心から彼を信じることができません。最近はこんなに関係に悩むのなら、いっそ別れたほうがいいのかと悩んでいます。

Dr.：どうなさいましたか？

H：今の彼氏と関係を深めようとすると、元彼のことが引っかかって、心から彼を信頼することにどこかでブロックがかかってしまうような感じがします。

Dr.：なるほど。元彼とどんなことがあったのか、教えていただけませんか？

H：例えば、「お前が一番大切だ」と言っていたのに誕生日に残業を入れられたり、「お前しかいない」と言うわりに、職場の異性とLINEしていたりして。ささいなことかもしれませんが、そういう行動の積み重ねで不信感が増えて、最後はお互いに傷付け合うのが嫌でお別れしました。その頃から、裏切られるのが怖くて心から人を信用できなくなってしまいました。

Dr.：なるほど、裏切られたと感じて、とても傷付いたんですね。

H：私はどうしたら、また人を信じられるようになるでしょうか？

Dr.：意外と簡単かもしれませんよ。一言で言えば、「人に期待しないこと」です。

H：えっ、期待しない？　相手に期待するのってダメなことなんですか？

Dr.：恋愛だと感情的になってしまうので、ここではあえて医療の実例を挙げて、私の説を検証しましょう。私のクリニックでは、たまに医療事務のスタッフに対するクレームがあります。クレームの内容は、「この医療事務スタッフは精神科のクリニックにふさわしくないから辞めさせてください」というものです。こうしたクレームは、ほぼすべてのメンタルクリニックに共通するんです。

H：へーっ。ほぼすべてだなんて、不思議ですね。どうしてでしょうか？

Dr.：実は、メンタルクリニックにいらっしゃる患者さんの一部はとても繊細なので、「メンタルクリニックの受付の人は、自分たちと同じように繊細で優しくあるべきだ」と思う方がいらっしゃいます。なので、優しい声かけを期待した分、テキパキしていたり、元気だったりするスタッフの一言に「怒られた」「攻撃された」と、裏切られたように感じることがあるのです。

H：でも、繊細で優しく声がけできるスタッフの方もいるのでしょう？　その方に繊細な患者さんの対応をしてもらったらいいのではないですか？

Dr.：ところが、そうもいかないんです。なぜならクリニックには、そう状態や、強迫性障害、激越型うつ病という「イライラうつ」の方など、イライラを医療従事者にぶつけてくる方が結構いるのです。

H：なるほど。それは繊細な方にはキツいですよね。私も働けないかも。

Dr.：はい。もちろん、これは患者さんの名誉のために言いますが、病気のせいなので、患者さんご本人のせいではありません。でも、どうしても繊細なスタッフは続かなくて辞めてしまうことも多く、結果的にどのクリニックでも、メンタルの強いスタッフが残ることが多いんです。これが、「メンタルクリニックのスタッフ、鋼《はがね》のメンタル説」の正体です。

H：相手に繊細さを期待しすぎることで、がっかりしてしまうんですね。

Dr.：ほかの例で言うと、外科の先生は、内科の先生みたいに理論的に病態を考えて患者さんに説明するのが苦手で、自分の腕一つで勝負できる外科を選んでいるので、職人気質の方が多い印象です。これが「外科の先生は口が悪い説」(笑)。でも、多くの患者さんは、人の命を預かる医者は人格者であるべきだと期待して、「患者の気持ちに寄り添わないハズレの医者だ」とがっかりしてしまうんです。本当はメスさばきに命を懸けている大アタリの外科医なのに……。

H：へぇ〜、そういうものなのですね〜。

Dr.：もちろん、医者はもっと患者さんに説明したり、寄り添ったりしたほうがいいし、新しい教育を受けた若い世代の先生は、だいぶ変わってきています。大切なのは、メンタルクリニックの受付の例のように「その物事は理由があってそうなっている」のに、「こうあるべき」という自分の理想を当てはめて、勝手に「裏切られた」と失望するのはもったいない、ということです。

H：そういうことを、恋愛で私もやっているのですね。

Dr.：彼氏も、あなたとの幸せな未来のために残業してくれたのかもしれないし、仕事のやり取りで女性とLINEをしていたのかもしれない。大切なのは、相手に自分の理想を勝手に要求しないこと。「期待しない」と人間関係がうまくいくので、その結果、人を信じられるようになる。これが、私が今日お伝えする最後の説です。

H：期待って、自分の要求を相手に押し付けることなのですね。なんとなく言われていることが分かってきました。先生のアドバイスを参考にして、あんまり彼氏に期待しないでやっていこうと思います。思い切って来てよかったです。

Dr.：私のこのアドバイスにもあんまり期待しないでね（笑）。

H：はい。期待しません（笑）。

その後、Hさんは「相手に期待しない」をモットーにすることで、裏切られたと感じることが減り、ほどよい距離感で彼と付き合えるようになったようです。

処方箋

相手を信じて期待するのではなく、相手に期待しないことで、信じられるようになる。

9

不満

職場の対応に納得がいかない

Iさんは、55歳の女性。配置転換で別の部署に移ってから主任と折り合わず、胃が痛くなり、夜眠れなくなりました。係長に相談したものの、満足のいく答えはもらえず、どうしても納得できずに、部長にも相談しました。しかし、その部長から産業医受診を勧められ、最終的に産業医からの紹介状を持ってクリニックにお見えになりました。

Dr.：どうなさいましたか？

I：どうもこうもありませんよ。だいたい、なんで私がこんな所に来なくちゃいけないんですか（怒）。

Dr.：「こんな所」とは、穏やかではないですね（笑）。でも、せっかくご縁があって来ていただいたのですから、よかったら何を怒っていらっしゃるのか教えていただけませんか？

I：（しぶしぶ）分かりました。実は、異動で別の部署に移ったのですが、とても働きにくい職場でして。これではダメだと思って、年長者としていろいろ改善のアドバイスをしました。でも、仕事の進め方を巡って主任と意見が合わなくて、衝突してしまいました。私としては納得いかないので、係長や部長にまで相談しました。でも、部長から産業医の受診を勧められて。産業医からは「本当にしんどいなら、異動も考えてみては？」と言われました。

Dr.：なるほど、それは大変でしたね。それで、どう返事をしたのですか？

I：異動なんか、するわけないじゃないですか。私は悪くないのに、どうして異動しなくてはならないんですか？　産業医もそれを勧めてくるので、納得がいってないんです。

Dr.：なるほど、そう感じるんですね。ちなみにですが、異動が決定したとしたら、ご本人としてはどんな感覚になりますか？

I：うーん。敗北感でしょうか？　なんか、負けた感じがします。

Dr.：ありがとうございます。負けた感じがするのですね。となると、主任も係長も部長も、そして産業医までがグルになってIさんを負けさせようとしている感じでしょうか？

I：はい！　まさにそんな感じがします。

Dr.：紹介状を読むと、産業医はとてもIさんを心配してくれているみたいですが。Iさんは今の仕事は好きですか？

I：正直言うと、自分にはあんまり合っていないですね。繊細さがないというか雑多な感じの仕事で、とても体力を使います。私も年ですし、膝を痛めているので、あんまり活躍はできない場所です。

Dr.：でも、異動はしたくないんですね。

I：はい。負けた感じがするので（笑）。

Dr.：正直に話していただいてありがとうございます。今の話を聞いて、少しもったいない気がしました。

I：どういうことですか？

Dr.：今の職場が仮にホットドッグ売り場だとしますね。部長がコッペパン、係長がソーセージ、そして主任がケチャップだとしましょう。そして、Iさんは

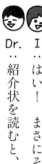

本醸造の生醤油です。

I：はい。面白いたとえですね。

Dr.：コッペパンとソーセージとケチャップでうまくまとまっていたところに、本醸造の生醤油がやってきて、「今のやり方はおかしい。変えましょう」「私は役に立ちます。使ってください」と言われたら、どうでしょう？

I：うーん。パンにソーセージに生醤油かあ……。確かに困るかもしれません。

Dr.：そうなんですよね。この場合、実は、問題なのは配置のミスで、ケチャップも醤油も悪くないんです。でも、価値の高い本醸造の生醤油からしたら、異動を勧められると「あなたよりケチャップに価値がある」と言われている感じがするんです。

I：確かに、異動を勧められたときに、「私には価値がないのか」と悲しくなりました。

Dr.：でも、「相性が悪いから一緒にいないほうがいい」ということも、結構あるんですね。もともと負けてはいないのですから、もし異動で自分がラクになるなら、勝ち負けにこだわらず、自分が幸せになるほうを選択してはいかがでしょうか？

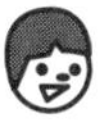

I：自分が幸せになるほうを選ぶかあ。確かにその通りかもしれません。先生、腑に落ちました。本当は、3人の上司みなと相性が悪いのは分かっていたので、産業医の言う通り、異動を考えてみます。

その後、Iさんは異動によって元の職場に戻り、今まで以上にイキイキと活躍しているようです。もちろん胃の痛みも不眠症状もまったくなく、薬も必要ない状態であると、産業医からお礼のお手紙を頂きました。

処方箋

勝ち負けにこだわらず、自分の幸せにこだわる。

10

夫婦関係

退職後に家にいる夫にイライラする

Jさんは65歳の女性です。退職後に毎日家にいる夫にイライラして仕方がありません。朝昼晩3食の食事を作るのがとても面倒になり、夫がいるだけでイライラしてしまうと来院されました。

Dr.：どうなさいましたか？

J：実は、夫に対してイライラして、どうしていいか分からなくなって思い切って来てみました。

Dr.：そうだったんですね。ご主人の、どのようなことにイライラしてしまうのですか？

J：夫が3カ月前に定年退職して家にいるようになったのですが、やっぱり今までいなかった人がずっと家にいるのがストレスなんだと思います。

Dr.：確かに、食事作りも面倒だと多くの主婦の方がおっしゃいますものね。そう感じているのは、Jさんだけではないですよ。

J：そう言われると、私だけではないんだと思えて、少しホッとしますね。

Dr.：全世界の夫を代表してお礼を言わせてください。いつも美味しい食事を作ってくれて、本当にありがとうございます。

J：ありがとうございます。全世界の妻を代表して受け取っておきますね（笑）。

Dr.：ほかに、ご主人に対してどのようなところにイライラしてしまいますか？

J：そうですね。まあ、食事のことは覚悟していたので仕方ないと思うようにしてはいるのですが、一番イライラするのは、私がリビングにいると、私を避けるように寝室に引きこもることでしょうか。せっかく、私も我慢していい関係を築きたいと思っているのに、相手がその態度では本当にがっかりして余計にイライラしてしまいます。

Dr.：なるほど、それは「予言の自己成就」ですね。

J：えっ、よげんのじこ……？

Dr.：はい。専門的には「予言の自己成就」と言います。つまり、自分で自分の未来を予言して、それを自分で成し遂げてしまうという現象です。

J：うーん、ごめんなさい。よく分かりません。

Dr.：そうですよね。詳しく説明しますね。実は、先ほど「我慢していい関係を築きたいと思っている」とお話しされていましたよね。

J：はい。確かに言いました。

Dr.：実はご主人もそう思っているんですよ。でも、妻は自分が顔を出すとイライラする。だから、なるべく顔を合わせないように気を使っているんです。うまくやっていきたいから。

J：……。

Dr.：でもその腫れ物に触るみたいな態度に、逆にイライラしてしまって、ご主人の顔を見ると、余計にイラついてしまう。それをご主人は知っているので、余計に顔を合わせないように神経を使い、それがイライラの原因になるという無限ループになってしまいます。そして、「私は夫のせいでいつもイライラさせられる」という、自分で予想した予言を、自分で成し遂げてしまうんです。

これが、「予言の自己成就」です。

J：なるほど、そういうことなんですね。でも、そういった場合、私はどう考えたらいいんでしょう？

Dr.：いい質問ですね。こういった場合は、自分の思考や感情にとらわれすぎてしまうことが原因なんです。急にあなたの考え方を変えなさいと言われても「自分が我慢して考えを変えさせられている」という新たなイライラの原因になってしまうので、「行動」を変えてみるといいんです。

J：行動ですか？

Dr.：例えば、週に2日は、ご主人に外出してもらって、外で昼食を食べてきてもらう。人間はずっと会っていると離れたくなり、逆に離れると会いたくなります。その物理的距離を利用するんです。

J：確かに、夫がコロナにかかり、1週間の隔離入院になった時は、1人で家に残されるのが寂しい気がして、とても不安になりました。

Dr.：そうです、そうです。なんとなく心細くて、ご主人に早く帰ってきてほしいと思いませんでしたか？

J：あっ、確かに。コロナで面会すらできなかった時には、不安で不安で夜も眠れず、早く帰ってきてほしいと思いました。退院して家に戻ってきた時は、本当にうれしくて。

Dr.：だとしたら、本当は、ご主人のことが好きなわけですから、このイライラする仕組みにとらわれるのはもったいない。ですから、まずは予言が成就しないように行動を変えてみてください。

J：分かりました。ちょっとやってみます。

その後ご主人と話し合い、お互いの時間を尊重してあえて距離をとるようにした結果、Jさんは以前よりも仲良く夫婦生活が送れるようになったようです。

処方箋

自分で自分の予言を成就しない。
思考や感情にとらわれそうになったら、
行動を変えてみる。

第2章

人間関係の処方箋

悩みは、人間関係・時間・お金・健康の
四つに分類できる。
なかでも多いのが、人間関係のお悩み

1

恐怖

人の目を気にしてしまう

Aさんは18歳の大学1年生です。高校2年生から不登校になり、なんとか課題の提出と別室での試験を経て無事高校を卒業し、オンライン受験が可能だった大学に合格しました。大学デビューをしようとしましたが、やはり久しぶりに人の目が気になり、学校に行くことが困難になってしまいました。

Dr.：どうなさいましたか？

A：実は私、高校2年から不登校で、大学進学を機に登校し始めたのですが、人の目が気になって、大学に行くのが苦しくなってしまったんです。

Dr.：それは、つらかったですね。よくがんばって行こうとしましたね。偉かったね。

A：ありがとうございます。でも、ほかの人はなんともないのに、私はどうして人目が気になって緊張してしまうのでしょうか？

Dr.：それは動物の本能だからですよ。

A：本能？

Dr.：はい。例えば、Aさんがシマウマだとして、30頭の群れの中にいるとします。そこにライオンが餌を求めて突進してきました。Aさんはどうしますか？

A：もちろん、全速力で逃げますよ。

Dr.：逃げる方向はどうやって決めますか？

A：ライオンが追いかけているシマウマの反対方向に逃げます。

Dr.：それでは、ライオンが狙っているシマウマは、どうやって分かるのですか？

A：ライオンの視線の先にいるシマウマが、狙っているシマウマだと思います。

Dr.：そうなんです。Aさんが生きるか死ぬかは、ライオンの視線がどこを狙っているのか、どこを向いているのかで決まるんです。

A：だから、人の目が気になるのかぁ。

Dr.：はい、とくに、自分がうまくやれない、人より劣っていると思うと、生態ピラミッドの階層で自分が下にいると本能で思ってしまいます。自分を草食動物に例えるならば、他人はすべて肉食動物であるかのように感じる。だから、近付くのが恐ろしくなるのです。実はこれが、Aさんが不登校になった理由でもあるのですね。

A：確かに、父に「別に取って食われるわけじゃないんだから人前に出たらどうだ」と言われていましたが、文字通り、本当に食べられてしまうくらいに私はおびえていたのですね。

Dr.：そうなんです。そして、動物の本能より進化した我々の祖先、縄文人の世界でもその仕組みは活かされてきました。50人ぐらいの集落で暮らしていた祖先たちは、集団の中でズルをしたり、役割を果たさないと追い出されてしまうので、村社会になじむために自然と空気を読み、視線を気にするようになっていった。視線が気になることは本能であり、ほんの数千年前まで、村社会で生きるために大切だった「能力」なんです。

A：だとしたら、私はどうすればいいでしょう？

Dr.：まずは、気にしてしまうのは、「考える私」ではなく、動物の本能であり、祖先から受け継いだ遺伝的習性であることに気が付き、それを許してあげてください。自分で自分を否定すると、より自分が小さく感じるので、自分をシマウマからさらにか弱いリスにしかねません。そうしたらますますライオン（と誤解しているクラスメイト）の前には行けなくなりますから。

A：はい。まずは気にしてしまう自分を許すのですね。

Dr.：その次に、自分が「肉食動物だ！」とか「天敵だ」と思ってしまう場所だけではつらくなるので、「仲間だ」と思える場所、コミュニティを見つけましょう。例えばAさんは、不登校時代に何かに夢中になったことはありませんか？

A：はい、漫画やアニメが唯一の心の救いでした。

Dr.：それなら、仲間のいる可能性のある漫画研究会などのサークルに行ってみてください。自分と同じ趣味の人がいて話が合うと、他人が「怖い敵」から、「かけがえのない仲間」になるかもしれませんよ。

A：はい。授業には緊張して出られる気がしませんが、思い切ってサークルに行ってみます。

その後、Aさんは漫画研究会で、漫画の趣味が全く同じ人と知り合い、初めて親友と呼べる人ができました。その友人や、友人の友人とも親しくなり、友だちの輪が広がったら外に出るのが楽しくなり、授業に出るのも怖くなくなったそうです。

処方箋

人の目が気になるのは動物の本能。まずは、否定せずに許して前に進む。その先に自分のコミュニティはきっと見つかる。

2

吐責

叱られるのがとにかくつらい

Bさんは23歳で、社会人2年目の会社員。もともとうっかりミスが多くて、上司から注意されることがつらかったのですが、2年目のある日、新入社員の前でミスを上司に叱られ、つらくなりすぎて職場に行くのがしんどくなってしまいました。

Dr.：どうなさいましたか？

B：実は社会人2年目なのですが、先日、新入社員の前で上司に叱責されて、それがつらくて会社に行くのが怖くなってしまったんです。それで来院しました。

Dr.：そうだったんですね。

B：ミスした私も悪いことは分かっているのですが。親にも叱られたことがなく、どう捉えたらいいのか分かりません。

Dr.：それは大変でしたね。人前で「否定された」と感じるのはとってもつらいことですから。私も同じような経験があるので、少しお話ししてもいいでしょうか？

B：はい。

Dr.：私たち医師も看護師さんも、医療系の仕事では、先輩から厳しく指導されます。恥ずかしい話ですが、私も外科の研修で先輩の厳しい言葉に泣いたことがありますし、精神科では私の書いたカルテを全部直されて、職場に行くのが毎日憂うつになった経験もあります。

B：それは、つらかったですね。

Dr.：本当にそうなんです。あれっ、どっちが先生か分からなくなってきましたね。

B：(笑)。

Dr.：でも、仕方ないと諦められるんですよ。なぜだか分かりますか？

B：それは、命が懸かっていて、少しのミスで人が死んでしまうから？

Dr.：素晴らしい、その通りです。私の身近でも、看護師さんが薬を取り違えて、患者さんの命が危なくなったことがあります。命に直結していることを間近で体験すると、叱られるのが嫌だという気持ちはなくなってきます。むしろ自分がベテランになった時に、知らないことや間違って覚えていたことを指摘されないほうが怖いですから。

B：なるほど。

Dr.：医療業界だけではなく、例えば銀行だったら、お金のミスはその銀行の信用をなくして倒産の危機まで引き起こすかもしれないし、プログラマーのミスは、航空機だったら多くの人命を危機にさらします。ミスを「どんまいどんまい」と流すのではなく、きっちり見つけてもらって指摘してもらうことは、多くの業界では大切なことですね。

B：確かに、ミスを指摘されることは必要ですね。でもなんで僕はこんなに受け入れられないんだろう。

Dr.：それは、叱られた＝自分を否定された＝大切にされていないと誤解するからではないでしょうか？

B：ずっとそう思って生きてきました。これって、誤解なんですか？

Dr.：そうです。例えば、Bさんが、あるゲームを5面までクリアして、でも6面目のラスボスが倒せないとします。

B：はい。

Dr.：その時に、親友が「そのやり方じゃダメだよ。こうしたらうまくクリアできるよ」と大切なクリアの秘密を教えてくれるのはなぜですか？

B：私が親友だからでしょうか？

Dr.：そうです。大切な親友だからです。なのに、会社で取引先と問題が発生した時に、上司が「そのやり方じゃダメだよ。こうしたらうまくクリアできるよ」と大切なクリアの秘密を教えてくれるのを「叱られた」「否定された」とネガティブに取ってしまうのは本当にもったいない。

B：確かに言われてみれば同じことなのに、そうやって逆に捉えていました。

Dr.：以前聞いた話ですが、プロ野球の選手が一番恐ろしいのは、コーチが叱ってくれなくなった時だそうです。バッティング、ピッチングなど各分野のコーチは1人だけなので、みんなをじっくり教える時間的余裕がない。なので「こいつは見込みがない」と思われた瞬間に叱られることがなくなり、その秋に戦力外通告を受けるのがプロ野球の世界だそうです。

B：本当に厳しい世界なんですね。

Dr.：教えてくれるのは、Bさんをどうでもいい存在と否定しているのではなく、大切な部下だからだと考えると、少しは気分が変わってくるかもしれませんよ。

B：叱られることに対する意識が少し変わった気がします。

Dr.：ひょっとしたら、今ここに、未来の大谷選手が誕生したのかもしれませんね（笑）。

B：ありがとうございました。

その後、上司の注意を受け入れて改善していったBさんは、みるみる仕事ができる優秀な人材に成長していきました。

処方箋

叱られないのはもう諦められたから。叱られるのはまだ期待されているから。

3

否定

相手の感情的な言葉に振り回される

Cさんは30代の女性です。最近、上司が「お前には能力がない」「ちゃんと仕事しろ」などと自分を否定してきます。同僚によると、上司の夫婦仲が良くなく、部下への八つ当たりなので気にするなと言われますが、どうしても気になってしまいます。上司の言葉に振り回されて、最近は職場に行くのも憂うつになると来院されました。

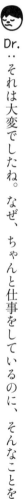

Dr.：どうなさいましたか？

C：実は、上司からの「お前には能力がない」「だからおまえはダメなんだ」という言葉がつらくて、仕事に行くのが苦しいんです。同僚からは、ちゃんと仕事はできているんだから大丈夫だよとは言われるのですが。

Dr.：それは大変でしたね。なぜ、ちゃんと仕事をしているのに、そんなことを言われてしまうのでしょう。

C：どうやら、上司夫婦が不仲で、その家庭のイライラを部下にぶつけているようなんです。それで、職場の空気がすごく悪くなっている状態です。

Dr.：それはますます大変ですね。

C：自分でも、仕事はきちんとやって叱責されないように気を付けながら、どうやって上司をなだめて場の空気を和ませるかを考えているんですが、うまくいかなくて……。

Dr.：なるほど、なだめないといけないと思うのですね。でもこの場合、それは必要なさそうですね。

C：えっ？　なだめなくていいんですか。

Dr.：実は、その人の感情はその人のものです。例えば、誰かの大切にしているコーヒーカップを見せてもらって、それを「一つぐらいならいいか」ともらったり、「これは価値がない」と割ったりはしませんよね。

C：えっ、そんなの当たり前じゃないですか！　相手の持ち物ですから。

Dr.：そうですよね。それと同じで、相手のものは相手のもの。ひどい言葉も、イライラの感情も、その人の精神状態が外側に現れたその人の所有物です。受け取る必要がないんです。

C：相手の所有物？　自分に向けた言葉でもですか？

Dr.：もちろんそうですよ。相手の持ち物の中にいらないゴミがあって、「お前にあげるよ」と言われたら、もらいますか？

C：受け取らないと思います。

Dr.：そうです。八つ当たりのアドバイスなんて、ただのゴミです。相手の「心のイライラ」というゴミに関して、表面上はアドバイスという形をとっているので、受け取る「ふり」はしていいですが、心では決して受け取らない。そうすると、自分の心が苦しくなることはありません。

C：なるほど、私に対する言葉を受け取らないというのは分かりました。でも、職場の雰囲気が悪いのはどうしたらいいんでしょう。

Dr.：それも、気にしなくて大丈夫ですよ。

C：気になりますよ、先生～。

Dr.：実は、雰囲気が悪くなるのは、相手の感情に共振しているからなんですよ。

C：共振？

Dr.：そうです。共振とは、共に同じ感覚を感じて心が震えることです。上司の怒りに対して、「確かに私のせいだ」と同意して「罪悪感」として共振したり、「なんで、上司のイライラに付き合わされなくてはいけないんだ！」とまんまと付き合って（笑）共振してイライラしたりするから、職場がイライラの空気で満ちてくるんです。

C：なるほど。

Dr.：そうだとしたら、これからはそんなネガティブなことには一切共振しない。それによって上司のいる一角以外は、雰囲気が悪くなることがなくなります。近くで悲しくて泣いている人に「泣いていいよ」とそっとしておくように、怒っている人は「怒っていいよ」とそっとしておいてあげてください。

C：なんだか、少し希望が見えてきました。

Dr.：素晴らしい、その調子です！　逆に、上司以外のみんなで「ゴキゲン」を共振させて、上司を「ゴキゲン」に巻き込んでしまいましょう！

その後、Cさんは一切、上司のマイナスな言葉を受け取ることなく、黙々と仕事を続けました。さらに、この話を職場の同僚や部下と共有し、「とにかくゴキゲンを共振」と心がけていたところ、上司のほうから「実は家庭がうまくいってないので、この明るい職場が俺の唯一の憩いだよ。本当にありがとう」と感謝されるようになり、上司もどんどん穏やかになっていったそうです。

処方箋

相手の感情的な言葉は相手のもの。決して受け取る必要はない。

4

期待

期待に応えようとしすぎてしまう

Dさんは30歳の女性。看護師として働いていますが、時間内に仕事が終わらず、主任や看護師長に注意を受けることが多くなり、職場に行くのが怖くなってしまいました。

Dr.：どうなさいましたか？

D：看護師をしていますが、患者さんの希望を叶えて寄り添いたいという思いと、看護師長の言うように、途中で話を切り上げて時間内に業務を終わらせることとの間で板挟みになり、どうしていいか分からなくなり相談にきました。

Dr.：それはつらかったですね。きっと心が優しいから、患者さんの心細い気持ちが分かるので、寄り添いたくなるんですよね。少し一生懸命になりすぎたのかもしれませんね。

D：実は、なんでこんなふうになってしまったのか、自分で考えてみたんですね。

Dr.：ふむふむ。

D：そうしたら、人の命を預かっていることもそうなんですが、それ以上に「人をがっかりさせてはいけない」という思いが出てきたんです。

Dr.：誰かをがっかりさせた経験をお持ちなんですか？

D：中学生の頃、近くにできた英会話スクールに、母に無理やり入れられました。どうやら母はバイリンガルになって世界を股にかける仕事がしたかったようで、自分の夢を私に託したんでしょう。でも私は英語にまったく興味がなくて、1年後にあった英検の試験に落ちてしまったんです。その時のひどく落胆した母の顔が、今でも忘れられません。

Dr.：なるほど。だからDさんは、患者さんの期待に応えようとがんばっていらっしゃるのですね。それは素晴らしいことでもありますが、ずっとその思いに応え続けるのはむずかしいかもしれませんね。

D：どうしてですか？

Dr.：患者さんのなかには、病気のために本当に心が弱っていて、退行、いわゆる赤ちゃん返りみたいな精神状態になってしまう人も多いのですね。だから、それこそ自分の母親のように、周囲の方に甘えて全力で寄りかかってきます。なので、その期待にすべて応えるのは、もともと不可能なんです。

D：そうなんですね。でも、せっかく期待されたら、人はその期待に応えなければいけないのではないですか？

Dr.：そんなことはないですよ。がっかりしてもらうことも一つの方法です。

D：えっ？　がっかりしてもらうのですか？

Dr.：そうです。私が研修医の頃に学び、今も心がけている言葉に、「精神科医の使命は少しずつがっかりさせること」があります。

D：少しずつがっかりさせる？

Dr.：そうなんです。初回のカウンセリングから「なんなんだ、この医者？」とがっかりさせたらそこで治療は終わってしまうから、さすがにそれはいけません（笑）。けれども、「この先生しか信頼できない」と精神科医への期待が高まりすぎると、それはいつしか依存になってしまいます。

なので、「最初はお世話になったけど、もういいかな」と、少しずつがっかりさせていき、本人が精神科医なしでも、自分の足で立てるようになることを目指しなさい、という意味の言葉なのです。

D：なるほど～。深い言葉なんですね。がっかりさせてもいいんですか。

Dr.：そうです。1人の人間が、一生のうちで本当に深く関われる人は30～50人ぐらいだとされています。つまり、とても残念なことですが、すべての方の「相手の勝手な期待」に全力で応えている時間は、人生にはないんです。

D：そうか、相手の勝手な期待かぁ。

Dr.：そうですよ。原始時代は、50人ぐらいの村の中で生活していたので、その中でお互いに期待に応え合って信頼関係を高めることが必要でした。でも、現代では家庭や子どもの学校や習い事、仕事での人間関係、さらにはSNSの何百人もの「友人」との関わりがあります。その期待にすべて応えるのは、物理的に不可能なんです。

D：じゃあ、がっかりさせていいんですね。

Dr.：本当に大切な人以外は、がっかりしてもらって大丈夫。さらに、大切な人の願いでも、自分がしたくなければ、聞き入れる必要はありません。今までに「私はこれをしたいけれど、相手ががっかりするから我慢しよう」と思ったことはありませんか？　でも、あなたの人生はあなたのものです。たとえ親の願いとまったく逆であったとしても、自分の願いがあるのなら、それを大切にしてください。もしそこで、親ががっかりしていたら、親の勝手な期待ではなく、自分の願いの方向に進めている何よりの証拠です。それをネガティブに捉えずに、ワクワクしながら進んでいきましょう。

処方箋

自分に依存しているすべての人、その人たちの願いを叶えるために生きる必要はない。自分のやりたい道を見つけ、他人を少しずつがっかりさせる。

5

評価

「お前の代わりはいくらでもいる」と言われた

Eさんは35歳の男性。今年度から異動してきた厳しい上司にミスを指摘され、緊張して頭が真っ白になり、本来ならできる仕事なのにケアレスミスをしてしまいました。その時、激高した上司に、「何やってるんだ。お前の代わりなんかいくらでもいるんだぞ」と言われたことがショックで、仕事を休みがちになってしまいました。

Dr.：どうなさいましたか？

E：実は、上司から「お前の代わりはいくらでもいるんだぞ」と言われて、上司に認められていなかったんだと思ったら心が折れてしまって……。

Dr.：それは本当につらかったですね。

E：自分なんてしょせん、会社の歯車なんですよね。確かに代わりはいくらでもいる。そう思われていると思うと、自分が生きる価値もない人間のような気がしてきます。

Dr.：確かにそう思ってしまう方が多いのですよね。でも本当は生きる価値と、代わりが「いる」「いない」はあんまり関係がないんです。

E：えっ？

Dr.：価値の話は最後にするので、まずは、代わりについての話からしますね。

E：はい。

Dr.：Eさんの仕事に代わりがいるということに関しては、確かに事実かもしれません。私は今日初めてEさんにお会いして性格も仕事振りも分からないのに、「その仕事ができるのはあなたしかいない」なんて言えません。でも、それって、その上司も同じですよね。

E：えっ？　あ、確かにその上司は前の上司より厳しいので、みんな委縮してしまって逆に生産性が下がっているんです。前の上司に代わりをお願いしたほうが、生産性や利益が上がるかもしれません（笑）。

Dr.：もっと言うと、あのスティーブ・ジョブズだって、「あの人の代わりはいない。あの人がいなくなったらアップル社はつぶれる」と言われていましたが、実際はジョブズが亡くなった後でも最高益を上げていますし、ビル・ゲイツが去った後のマイクロソフトも同じです。

E：なるほど。

Dr.：釈迦やガンジーなどの歴史上の偉人は例外としても、圧倒的多数は代わりがいるし、またいていいんです。むしろそうでないと困るんです。

E：代わりがいないと困る？

Dr.：生きるということは、「自分が自分の人生を心から楽しむこと」です。会社にとってEさんが替えのきかない部品だとしたら、一生会社に縛られて生きていかなくてはいけません。

　でも、歯車で替えがきくなら、本当に自分のやりたいことが見つかった時、自由に動くことができます。あなたの人生はほかの人には生きられないのですから。

E：そうかぁ。

Dr.：「あなたがあなたの人生を喜びのなかで生き切る」――これこそが本当に

価値のあることです。

E：確かにそう言われてみれば、そうかもしれませんね。

Dr.：そうなんです。豊かさとは、本当に自分のやりたいことがやりたい時にできることです。ぜひ、あなたが豊かで価値のある人生を思いっ切り送るために、上司に「お前の代わりはいくらでもいる」という言葉を言われたら、「良かったです。それでは安心して会社のことは代わりの人にやってもらって、私は自分の人生を生きます」と言ってあげてください！

E：ハハハッ、さすがにそこまでは言えませんよ（笑）。

Dr.：確かにそこまでは私も言えません（笑）。でもそれぐらいの気持ちで、上司の言葉に振り回されたり顔色を気にしたりせず、堂々と前に進んでください。

E：はい。安心して仕事に取り組んでいきたいと思います。

職場に戻ったEさんは、上司から、「前任者よりできる上司と思われたくて、ひどいことを言ってしまった」と謝罪を受けました。「人に認めてもらいたい」という思いにとらわれ苦しんでいたのは、上司も自分も同じだった。それが分かったら、なんだか無性におかしくなって笑ってしまったそうです。上司とはその後、心が打ち解けて一番の理解者になったと、うれしい報告を受けました。

処方箋

仕事であなたの代わりはたくさんいる。あなたの人生を生きられるのは、あなたしかいない。だからこそ、他人の顔色なんか気にせずに、自分の人生を思いっ切り生き切る。

6

真実

何が正しいのか分からない

Fさんは35歳の男性です。新人が入ってきて、自分なりにきちんと対応しているつもりでしたが、新人から「対応が冷たい、怖い」と言われ、上司から注意を受けました。それを反省して、明るく積極的にあいさつしていたら、今度は、「頻回に話しかけられてうざい」と言われ、しかも、それについては新人だけでなく、周囲も同意見だと知らされました。どうしたらいいか分からなくなったFさんは職場に行くのが怖くなり、上司の勧めで来院しました。

Dr.：どうなさいましたか？

F：実は、新人に「対応が冷たくて怖い」と言われたので、一生懸命愛想よく振る舞っていたら、今度は「うざい」と言われて、すっかり人間関係に自信をなくしてしまって。

Dr.：なるほど、それは大変でしたね。
F：はい、つらくて職場に行こうとすると吐き気がするようになってしまって。
Dr.：よっぽど現状を受け入れたくないのかもしれませんね。
F：はい、そのようです。「一体どっちなんだ。言っていることが正反対じゃないか？」と、何が正しいのか分からなくなってしまったんです。
Dr.：そうですよね、確かに言われるほうはそうかもしれません。ここで、ちょっと例え話をさせていただいてもよろしいでしょうか？
F：はい。
Dr.：私が料理教室の先生だとして、生徒が作った味噌汁の味見をしたとします。Aさんには「もっと味噌を足すように」と言って、Bさんには「もっとお湯を足すように」と言ったときに「先生はおかしい。人によって言ってることが違う」となるでしょうか？
F：いえ、そんなことはないと思います。Aさんの作った味噌汁は薄いから味噌を足して、Bさんの作った味噌汁は濃いのでお湯を足してという指示で、おかしくありません。ちょうどいい味にするために、人によってアドバイスを変

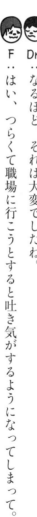

えたんだと思います。

Dr.：そうなんです。この世界では意外に「いい塩梅《あんばい》」「ちょうどいい」が求められることが多くて、多くの人が悩んでしまいます。でも、それは真実がたくさんあるのではなく、「ちょうどいい」に行く方向性がその時によって、その人によって違うからです。

F：なるほど。

Dr.：味噌汁をちょうどいい味にするために、薄めるのか濃くするのかを、ただ調整しなさいと言われているだけなんです。

F：確かにそうかもしれませんね。どうしたらすぐにちょうどいいところにたどり着けるのでしょう？

Dr.：いい質問ですね。実は、すぐにはちょうどいい対応はできないです。なぜなら、僕らは振り子のような存在。右に行きすぎると、さすがにこれは行きすぎかな？　と反動で左に向かいます。ところが、振り子のように急には真ん中に止まれなくて、今度は左に行きすぎるのです。

F：そういうものなんですね。

Dr.：でも振り子は時間がたつと、最後は真ん中、ちょうどいいところに止まります。大切なのは、「足りない」「行きすぎ」を繰り返しながら、ちょうどに来るまで調整し続けることです。

F：なんとなくですが、分かってきました。上司の言うことがまったく逆だったので、自分はいじわるされているのかと思ってしまっていました。

Dr.：あまり否定されたと思い込みすぎずに、カメラならピントをちょうどよくするため、右か左にただただレンズを回してみてくださいね。

その後、失敗を重ねながらもちょうどいい加減を見つけたFさんは、自信を取り戻して、部下とも上司とも楽しく仕事ができるようになりました。

処方箋

味が薄すぎれば濃くする。
濃すぎれば薄くする。
人間関係のちょうどいい塩梅を見つける。

7 負担 職場で自分が足を引っ張っている気がする

Gさんは35歳の女性。事務職員として働いていますが、事務処理が苦手で書類作成が遅くなり、周囲の人たちに迷惑をかけている気がするようです。あまりにつらいので、仕事を辞めることを考え、来院されました。

Dr.：どうなさいましたか？
G：キーボード入力が苦手でどうしても書類作成が遅くなり、周囲の人たちに迷惑をかけている気がするんです。とっても申し訳なくて、いろいろ考えると、このままここで働いていいのか不安になります。
Dr.：なるほど。そんなふうに感じるんですね。
G：いっそ私が辞めたほうが、きっと職場もうまく回る気がするんです。
Dr.：やめるかどうかはあとで一緒に考えるとして、ちょっと例え話をさせてくださいね。今、何人でその部署を回しているのですか？

G：５人です。

Dr.：同僚が１００の仕事をしているとしたら、ご自身はだいたいどれぐらい仕事をされているでしょうか？

G：恥ずかしいですが、80ぐらいしか仕事ができていないと思います。

Dr.：そうなんですね。職場を辞めるぐらい深刻に話されているので、てっきり30ぐらいとおっしゃるのかと思っていました（笑）。それは、自分の存在を過小評価しすぎですね。

G：過小評価？　どういうことでしょうか？

Dr.：例えば、５００の仕事があったとします。本来は１人で１００の仕事、５人で５００の仕事をするとしますね。もし、あなたが80だけ仕事をしているとしたら、残りの仕事は１人当たりいくつになるでしょうか？

G：４２０を４で割って、１０５です。

Dr.：もし、あなたが「申し訳ない」といって辞めるとしたら、残り４人で５００の仕事をするわけですから、１人当たり１２５の仕事をしなくてはいけなく

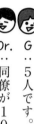

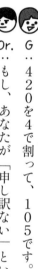

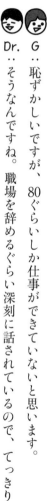

なります。冷静に計算しても、辞められては本当に困ります。

G：うーん、確かに言われてみれば、そういう見方もできるかもしれませんが、すぐに納得はできません。

Dr.：それでは別の話をしましょうね。書類作成以外の仕事というと、何がありますか？

G：単なる雑用しかありませんよ。

Dr.：雑用とおっしゃいましたが、そのなかで、今までに上司に褒められた経験はありませんか？

G：経理の処理の正確性で、「きみに任せたら安心だ」と言われたことがあります。

Dr.：いいですね。ほかには何かありますか？

G：電話対応で、お客様から「丁寧で好感が持てる」と直接、お褒めの手紙を頂いたことがあります。

Dr.：それは素晴らしいですね。書類の作成が遅いのは、丁寧で、正確性を大事にするからかもしれませんね。そして、経理を正確にやったり、電話対応をとても丁寧にされたりするので、そこに少し時間を取られてしまう。今思い出していただいたように、百歩譲って、書類作成で足を引っ張っているとしても、経理や電話対応など、会社にとってGさんには良いところがいっぱいあります。でも、自分の失敗を過大に考え、良いところを過小評価してしまっていて、とてももったいない。

G：確かに、言われてみるとそんな気もしてきました（笑）。

Dr.：自分の欠点を過大評価して、自分の能力を過小評価していては、どんな職場でも働くのがむずかしくなります。大丈夫、しっかりやれていますよ。もっと自分を認めるようにしてあげてくださいね。

G：はい、分かりました。少しずつやってみたいと思います。

その後、Gさんは上司と相談したところ、上司から「接客に関して、社長もGさんを頼りにしている」という話を聞き、自信を持って職場で働くことができるようになりました。

処方箋

自分の欠点の過大評価をやめて
自分の能力の過小評価をやめる。

8

派閥

グループができてしまい悩んでしまう

Hさんは、35歳の女性です。結婚して息子さんが1人おり、スポーツ少年団で野球をやっていますが、野球チームが考えの違いから三つのグループに分裂して困っています。自分が保護者会の役員なのでどうしたらいいかと悩み、最近は眠れず、食欲もなくなって来院しました。

Dr.：どうなさいましたか？

H：実は、子どもがスポーツ少年団に入っているのですが、そこで、方向性の違いで保護者がもめていまして……。

Dr.：なるほど、それは心配になりますよね。ひょっとして、「せっかくやるなら、全国大会で優勝するために、朝練もがんばろう！」という積極的なグループと、「子どもなんだからそんなにがんばらなくても」という消極的なグループ。そして、その間に入って「仲良くやりたいのになあ」と右往左往している第三のグループの三つに分かれて困ってませんか？

H：なんで先生そこまで分かるんですか？　透視能力があるんですか？

Dr.：ハハハ、そんな能力があったらうれしいですが、残念ながら持っていません。実は、少年野球に限らず、グループが大きくなると、このように三つのグループができるようになるんです。例えば、政治ならば、保守、革新、中道に分かれますよね。ヨガ教室でも、ヨガを本気で学ぶグループと、友達を見つけに来たグループ、その中間とか。この三つのグループは、みんなの仲が良いときは表面化しないのですが、「(相手の)あの考えはおかしい」と誰かが言い出すと、とたんに三つに分裂します。私はこれを中国の三国時代の魏・呉・蜀になぞらえて「スポ少三国志」と呼んでいます。

H：へーっ。「スポ少三国志」ですか。面白いですね。

Dr.：そうなんです。集団があると、三つに分かれてしまうこと、そこに覇権争いが起こることなどは、「あってはならないこと」ではなく、普通に起こる出来事。人間の宿命みたいなものなんです。だから、これを「困りごと」「悲しいこと」として捉えずに、「当たり前のこと」として対処していくと、ちょっとだけ気持ちがラクになるかもしれませんね。

H：確かに、当たり前だよと言われたら、なんだかホッとしました。

Dr.：そんなこと、ホットケーキでも食べてほっとけー。

H：……。先生、私は役員なのでほっとけませんよ（笑）。具体的にはどうしたらいいのでしょうか？

Dr.：すみません。真面目に答えますね。まずは自分たちの「共通の目的は何か」を思い出すことです。

H：共通の目的？

Dr.：はい、例えば、政治家は政党によって主義主張が違いますが、共通の目的を持っています。それは、国民の幸せですよね。一部そう見えない政治家もいますが（笑）。

H：それは、確かにそう思います。

Dr.：多分、スポ少であれば、子どもの幸せです。「強くなって全国制覇するのが喜び」と「無理なく野球を楽しむことが子どもの喜び」、「みんな仲が良いのが一番の喜び」では、考えは違っても、「子どもの幸せ」という共通の目的を持っています。それをもう一度思い出すことから始めるといいかもしれませんね。

H：なるほど、確かにそうですね。話し合いをするときに全国制覇のイケイケグループにそれを言ったら、少しはおとなしくなってくれるかもしれませんね。

Dr.：おっと、今、いいことを言ってくれましたね。その気持ちではうまくいかないかもしれませんよ。

H：どういうことですか？

Dr.：「仲良くしたい」は、あくまでもHさんのグループの考えであって、イケイケチームは、仲良くするより戦いたいかもしれませんよね。なにしろ三国志の「魏」のように「戦って勝つ」が好きなグループですから。「仲良くしたい」はこちらの思いですから、「正しいことを言ったらおとなしくなる」という意識では、ちょっとむずかしい。「お話し合いをさせていただく」くらいの気持ちでないと。相手に敬意を払っていないと話し合いはすぐに破綻してしまいます。

H：むずかしいんですね。

Dr.：だからこそ、一致団結した時にはものすごい喜びに変わるのですが。分かれるのが普通で、一つにまとまったらラッキーぐらいの気持ちで本気で話し合いをして、場合によっては退団者が出ることも自分に許してあげてくださいね。

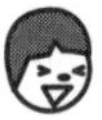

H：はい、子どもの幸せという共通の目的を中心に、もう一度みんなで話し合ってみますね。

その後、保護者会でこの話をしたHさんは、まずは共通の目的を思い出してもらい、それに向かってどうしたらいいかを、相手の意見を尊重しながら真剣に話し合ったそうです。子どもたちの意見をよく聞いたら、「無理のない範囲で楽しく野球をやりたい」という意見が多く、子どもたちがそう思うならとイケイケグループの親も納得し、またチームが一つにまとまったようでした。

処方箋

グループができて時に意見が分かれるのは人間の宿命。
悩まずに共通の目的を思い出す。

第3章

時間の悩みへの処方箋

時間とは命そのもの。
あなたの人生を生きられるのは、
あなただけ

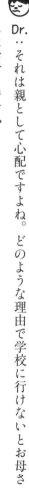

1

習慣

朝起きられなくて学校に行けない

Aさんの娘さんは10歳の小学4年生。毎朝7時になっても起きられず、起きるのはだいたい9時半です。授業の途中から行くのが嫌で、結局欠席してしまいます。学校帰りに友人と遊ぶことはできますが、病気の疑いもあるのではと、学校に勧められ、お母さんが相談にお見えになりました。

Dr.：どうなさいましたか？

A：実は、10歳の娘が不登校で困ってます。

Dr.：それは親として心配ですよね。どのような理由で学校に行けないとお母さんはお考えですか？

A：それがよく分からなくて。友達もいて、放課後は遊んでいるし、あんまり悩んでいる様子もないんですが、朝どうしても起きられなくて、だいたい起きるのは9時半くらいになります。

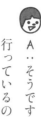

Dr.：ちなみに、寝るのは何時くらいになりますか？

A：そうですね。塾とピアノ教室にも行っているので、夕食が9時で、そこから携帯でゲームをしたりお風呂に入ったりするので、寝るのは11時半から午前0時になりますかね。

Dr.：なるほど、それは少し遅いかもしれませんね。このグラフ（下図）を見ていただいてよろしいでしょうか？

A：はい。あれ、年齢によってずいぶんと平均睡眠時間が違いますね。

Dr.：はい。65歳は約6時間、25歳は約7時間になっていますね。そして、10

年齢による平均睡眠時間の変化

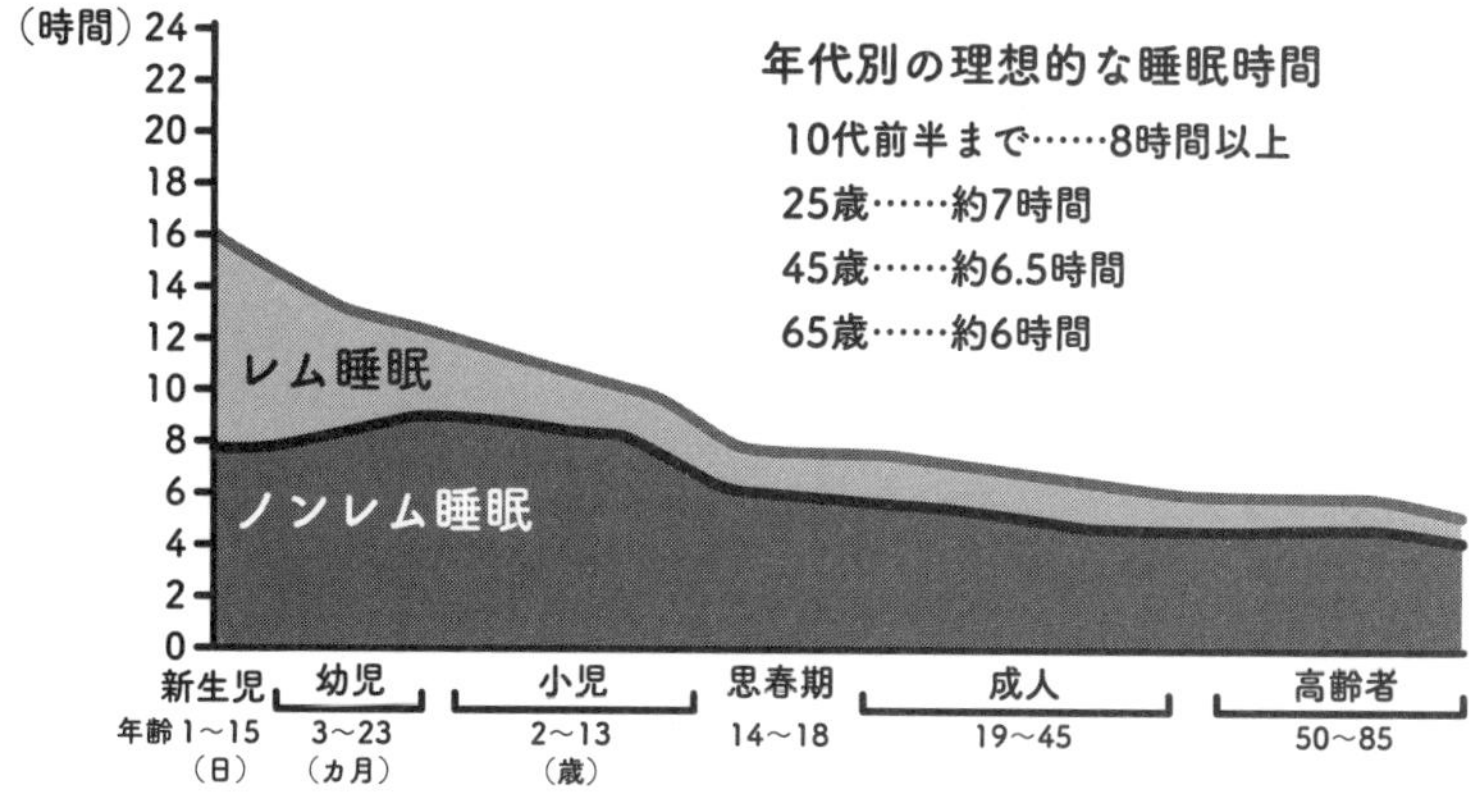

Ohayon M.M.et al,Sleep,27(7),1255-1273,2004をもとに著者作成

歳のところを見てください。

A：あれ、10時間ぐらいになっている！

Dr.：そうなんです。実は10歳ぐらいはまだ体が十分に出来上がっていないので、寝ている時に各細胞が作られて神経のネットワークがつながり、人間として成長しているんです。そのために多くの睡眠時間が必要になるんです。

A：そうなんですね。知らなかった。

Dr.：そう考えると、つまり10歳の娘さんが午前0時に寝れば、10時間眠って起きるのは午前10時になるわけです。

A：それでは起きられない娘が異常なのではないのですね。

Dr.：そうなんです。異常ではないんです。でも、そういう誤解はほかにもたくさんあるんです。例えば、75歳ぐらいになると平均5〜6時間くらいしか眠れないのが普通です。よく、「10時に寝ると朝の4時前に目が覚める。不眠症なので睡眠剤をください」とお見えになる高齢者の方がいらっしゃいますが、こちらも正常です。

A：その方のなかの「7時間寝ないといけない」という思い込みにとらわれて

いるだけなんですね。

Dr.：そうです。逆に娘さんの場合は、7時間では少なすぎます。ぜひとも、もう少ししっかり眠ってもらって、成長期を規則正しい生活で乗り越えていってほしいと思います。

A：分かりました。正しい知識を取り入れて、規則正しい生活を心がけたいと思います！

その後、夜型から朝方に家族みんなで切り替えたことで、娘さんは余裕を持って学校に行けるようになりました。

処方箋

朝起きられないのは夜が遅いから。子どもは早く寝る。お年寄りは早起きする。人間本来のリズムを思い出そう。

2

後悔

過去の悔しさにとらわれて、前に踏み出せない

Bさんは21歳男性。高校生の頃から、ゲームを制作する会社に入社し、将来自分で新しいゲームを作ることを夢見ていました。就職活動を一生懸命しましたが、結局ゲーム会社に入ることができず、そこから、自分が何をしたらいいか分からなくなって、何もする気になれずに来院しました。

Dr.：どうなさいましたか？

B：実は、高校生の頃から憧れていた会社があって、そこに就職するために高校生からずっとがんばっていたのですが、採用試験でその会社に落とされてしまいました。とっても悔しいし、自分がこれからどうしていいのか分からなくなって、何もやる気が起きないんです。

Dr.：それは本当につらかったですね。

B：そのゲーム会社に入るために、がんばって東京の大学にまで入ったのに、自分の人生は何だったんだろうと思えて、今まで積み上げてきたものが崩されてしまった気がして……。

Dr.：確かに、今までの人生が、時間が積み上げられて成り立つものだと思うと、そう感じますよね。

B：「そう感じます」って、ほかにどんな考え方があるのでしょう？　私が会社に落とされたという事実は変わらないのに。

Dr.：私たちは、小学校1年生では足し算や引き算を学ぶ、2年生ではかけ算を学ぶというように、一段一段積み上げていくのが時間、そして人生だと思い込んでいます。それも一つの真理なのですが、もう一つの考え方があります。

B：どんな考え方ですか？

Dr.：それは、「時間は未来から流れてくる川の流れ、私たちはその川を泳ぐ魚」という考え方です。

B：私たちは魚、ですか？

Dr.：はい、魚です。例えば、こんなイメージです。私たちは一生懸命「未来」

という川上に向かって泳いでいきます。時には流れてきた葉っぱが体にまとわりつくかもしれないし、岩場という大きな障害が行く手に立ちはだかるかもしれない。

B：なるほど。

Dr.：ある時、川辺でバーベキューをしていた集団が、帰るときに焼肉のたれを川に捨て、それがBさんの全身にかかったとしましょう。しばらく泳いでいたけれど、Bさんの脳裏には「あの時にこうされた」という気持ちがわき上がってきました。悔しかったBさんは、一言、文句を言ってやろうと、川を下っていきます。でも、あたりは真っ暗で、バーベキューをしていた人たちは家路について、川辺には誰もいません。さらに、自分を汚した証拠となる焼肉のたれを探しに行っても、たれはもう海に拡散して、プランクトンの餌になって消え、存在すらしていません。とても残念だけれども、たとえ時間という川を引き返すことができても、何も得られるものがないんです。

B：確かにそうですね。

Dr.：過去は大海にのまれて消えていきます。だとしたら、私たちができることは、ただただ、望ましい未来に向かって一生懸命泳いでいくことです。たまに立ち止まることは悪いことではありませんが、ずっと止まっていては、海に流されてしまいます。たくさんの支流が集まって大河となるように、未来というたくさんの支流は、合流して今という大河をつくって、大海という過去に流れていく。だとしたら、過去を手放し、望ましい未来の支流に向かって、ただただもう一度、泳いでみてはどうでしょう？

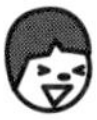

Ｂ：なんとなく気持ちが晴れてきました。何ができるか今はまだ分かりませんが、まずは、もう一度未来に向かって泳いでみます。

その後、就職活動を再開したＢさんは、就活中に知り合った友人から、Ｂさんが望んでいた会社はとても大きく、人事、総務、広報、物流などに配属される人が多く、ゲームの制作に関われるのはほんの一握りの人しかいないことが分かりました。そして、小さいけれども全員がゲームの制作に携わっている携帯ゲームのアプリ開発会社に無事就職。本当にやりたかったゲーム開発に没頭して、充実した日々を送っています。

処方箋

時間は未来から流れてくる。
私たちはその川を泳ぐ魚、
未来に向かってただ今を泳ぐだけ。

3 多忙

いつも時間に追われて、やりたいことができない

Cさんは20代女性です。仕事を始めて3年、いつも仕事に追われ、自分の時間がうまくつくれずに悩んでいます。

Dr.：どうなさいましたか？

C：実は、仕事を始めて3年になり、新人の頃と違ってだんだん任される仕事の質が高くなり、量も増えて大変になってきました。家に帰ってくると、だらけてしまって。ソファーにぐったりと横になって、気が付くと寝てしまい、朝起きて、急いでシャワーを浴びて電車に飛び乗ることの繰り返しです。電車に乗っている間は友人へのメールやラインの返信で精いっぱい。最近は疲れがたまっているのか、本当に体が重くて……。

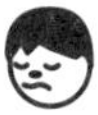

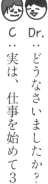

Dr.：それは大変でしたね。もう少し時間の使い方を工夫できたら、ラクになる

かもしれませんね。

C：そうなんです。それを聞きたくて来たんです。

Dr.：実は、200年前に比べて、現代人は約20倍の情報にさらされ、それに対処していると言われています。ですから、ある意味そう感じるのは当たり前です。なので、まずは「自分が悪いわけではない」と理解してください。

C：ありがとうございます。自分がおかしくないことが分かって少しホッとしました。でも、そうだとしても、私はどうしたらいいのでしょう？

Dr.：まずは自分にとって一番重要なのは何かという優先順位をつけましょう。

C：優先順位？

Dr.：例えば、私自身が一番したいことは、「少しでもメンタルクリニックを受診する人を減らす」ことなので、やはり本の出版のために原稿を書くことです。でも以前、本を書いた時に痛感したのですが、日中の外来診療でフル回転した頭では、疲れてしまって文章が書けませんでした。なので、本を書く場合は、朝4時に起きて7時までの3時間、誰にも邪魔されない時間を執筆にあてます。午前の診察の後、当然疲れてくるので、昼は20分程度お昼寝をします。昼寝でリフレッシュした後、午後の診察を開始します。書類の作成はそれほど頭を使わなくていいので、午後の仕事に割り振りました。

このように、まずは自分のやりたいことを決め、それをする時間帯を決める。すると自然に、ほかの時間に何をしたらいいかが決まってきます。

C：なるほど、自分の一番やりたいことを考えることから始めるんですね。だけど実際は仕事に追われてむずかしいですよね。

Dr.：おっしゃる通りです。でも、私の知り合いでこんな例があります。彼女には看護師というとても大切な仕事があるのですが、スキューバダイビングが好きで、どうしてもそれを最優先に生きたかった。当時の看護師長に「長期間は休めない」と言われて一度は諦めようと思ったけれど、諦められなかった。結局、長期間休みを取ることを条件に働けるクリニックを見つけ、年に3回、2週間の休暇を取って、世界中の海に潜っています。

C：そんなことして、大丈夫なんですか？

Dr.：いい質問ですね。その条件に、院長先生がOKを出してくれたんですよ。感激した彼女は、恩返しとばかりに一生懸命働き、快く送り出してくれる仲間も心から大切にしました。その姿に、同僚も心を打たれて彼女を積極的にサポートし、職場が一致団結しました。今では、取りづらいと感じていた産休や育休もみんなで工夫し補い合って、「働く時は集中して働く、休む時は思いっ切り休む」という、雰囲気の良い職場になったようです。

C：へぇーっ、本当に素敵なお話ですね。でも、私にもできるでしょうか？

Dr.：大丈夫、できますよ。私は仕事柄、がんの末期患者さんのお薬の処方もしていますが、みなさん、残された自分の時間を1秒1秒大切に生きています。ある患者さんは、「いつも食欲がないけれど、今日は不思議と食べられるような気がしたの。だから今日は夫と焼肉デートなのよ」と目をキラキラさせながら話してくれました。それが私と彼女の最後のやり取りでした。

　あなたの時間は、あなたの命です。それなのに、ただ漫然と仕事に追われ、ただ友人へのメールの返信に追われて終わってしまっては、本当にもったいないです。どうしても嫌な仕事なら辞めてしまってもいいし、返事をしないぐらいで壊れる友人関係なら壊れてしまっていい。すべてをうまくやろうとせずに、本当に必要なこと以外は思い切って捨ててしまいましょう。

時間は追われるものではなく、使うものです。ですから、この命の時間を何に使うのかを考えて、それに全力でチャレンジしてくださいね。

C：命の時間……。分かりました。やってみます。

その後、Cさんは週に1回のノー残業デーを提案し、上司も巻き込んで仲間を広げていきました。残業ができない日は、みんな集中して仕事をするので作業能率が高まり、結果的に会社の業績が上がり昇進。残業が3分の1になって、給料が1・2倍になったそうです。

処方箋

時間は追われるものではなく使うもの。
命の時間を大切なことだけに使う。

4

焦り

自分は誰の役にも立っていない気がしてつらい

Dさんは、うつ病と診断され休職中です。でも、休んでいてもなんだか社会から取り残されているような気がします。誰の役にも立っていないような気がしてつらいと来院されました。

Dr.：どうなさいましたか？

D：実は、うつ病と診断され休職中です。でも、休んでいてもなんだか社会から取り残されているような気がして、気ばかり焦ってしまって。産業医から「良くなっていないので実家で休んでみては？」と提案され、実家に戻って平先生のクリニックを受診しました。

Dr.：そうだったんですね。それは焦りますよね。

D：なんだか、この世で生きていても誰の役にも立っていないような気がして、正直つらいです。

Dr.：確かに、そう考えるとつらいですよね。でもね、まずはこの世で生きる意味を考えるといいかもしれませんね。

D：生きる意味ですか？　そんなこと、考えたことなかったです。先生はどうお考えなんですか？

Dr.：人によって違っていいと思うのですが、私の生きる定義は、「あらゆる経験を通して、喜怒哀楽の感情を感じ、自分を成長拡大すること」です。ちょっとむずかしいので、簡単に言うと、「さまざまな経験を経て自分を楽しもう！」ということです。

D：自分を楽しむ……。

Dr.：そうです、自分を楽しむことです。ここで大切なのは、「人のために」とか「人の役に立つ」ということと、「生きる」ことは、直接関係がないということです。

D：関係ないんですか？

Dr.：はい。人が喜んでくれることが自分の喜びなら、ぜひとも人のために何かをやったほうがいいし、私も人が喜ぶのが「好き」なのでこの仕事をしています。でも、それは義務ではありません。むしろ、それを中心に据えてしまうと、相手が喜ぶならOK、喜ばなければOKでないという価値判断で動くことになって、結果的に他人軸となり、自分軸で考えられなくなってしまうんです。

D：なるほど。ずっと親に「人の役に立つ人になりなさい」と言われていたので、ちょっとびっくりしました。

Dr.：昔の日本は村社会で、村の役に立つ人はその村にいられましたが、役に立たない人は追い出されていたので、そういう教えが残っていますよね。でも、今は2025年。誰かのために役に立ったとしても、消耗して自分がうつになったら、その誰かもあんまりうれしくないかもしれませんね。そろそろ私たちは自分のために生きてもいいと思いますよ。

D：なるほど、少し気分がラクになりました。でも、休んでいること自体、何もしていない感じがして、どうしても焦ってしまいます。

Dr.：それは大きな誤解です。休職して何もしていないのではなく、Dさんは大切なものを作っているんですよ。

D：えっ、作っている？　何をですか？

Dr.：それは、脳内神経伝達物質です。

D：脳内物質？

Dr.：はい。実は私たちの脳では、やる気物質「ノルアドレナリン」や、喜び物質「ドーパミン」、安心物質「セロトニン」が、神経と神経のやり取りをする物質として働いています。これらを神経伝達物質と呼んでいるのですが、それが極端に少なくなるのがうつ病と言われています。これらは、起きている時は、考えたり行動したりするので消費され、眠っていたり脳を休めたりしている時に生産されます。簡単に言うと、神経伝達物質を商品としたら、私たちの脳は、起きている時は神経伝達物質の消費者、眠っている時は神経伝達物質の生産者になるのです。

D：うつを回復するためには、神経伝達物質を増やさなくていけない。だから休めと言われるのか……。

Dr.：そうなんです。実はDさんの脳は、休職をすることで初めて「神経伝達物質を作る生産者」として活動し始めるのです！

D：主治医から「休むのが仕事です」と言われた時に、「ちょっと、何言っているのか分からない」と思いましたが、そういうことなんですね。

Dr.：はい。なので安心して休んで神経伝達物質を生産しましょう（笑）。

その後、実家でゆっくり休むことができたDさんは、2カ月後に無事、仕事に復職できたようです。

処方箋

ほかの誰でもなく、大切なのは自分。
自分のために休み、自分のために生きる。

5

子どもの特性①

子どもの忘れ物が直らない

Eさんは40歳の女性。10歳の子どもがADHD（注意欠如・多動症）の傾向があり、学校に水筒を忘れてきます。何度注意しても直らないので悩んでいます。

Dr.：どうなさいましたか？

E：実はうちの小学生の子どもの忘れ物が多くて、学校に毎回水筒を忘れてくるんです。私が忘れないようにといくら約束しても直らなくて……。最近はイライラしすぎて、注意するのもされるのもお互い嫌になって、ちょっと家庭の雰囲気が悪くなってしまっています。

Dr.：そうですか。それは、ちょっと耳の痛い話ですね。

E：えっ？

Dr.：実は、私も子どもの頃から忘れ物が多くて大変でした。大学受験でもセン

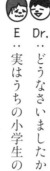

ター試験の受験票を忘れてしまって、別室に呼ばれて仮受験票を発行してもらい、受験したぐらいですから（笑）。ちなみに医師免許証も一回なくしていますが、こうして医師を続けていられます。たいていはなんとかなります。

E：医師免許証を！　大丈夫ですか（笑）。でも、そんな状態でもお医者様をやっておられると聞くと、なんだかホッとします。

Dr.：あれ、これは褒められているのかな（笑）？　まあ、私の話はこれぐらいにして、話を戻しますが、学校で水筒をランドセルと同じ場所に置いておいて、一緒に持って帰ってくることはむずかしいでしょうか？

E：それが、ランドセルは教室の後ろのロッカーに置く決まりになっていて、水筒は机の中に入れてすぐに飲めるようにするルールになっているので、それも忘れる原因かもしれませんが、いくら「忘れるな」と言っても、私の言うことを聞いてくれなくて……。

Dr.：なるほど、「子どもが、言うことを聞いてくれない」と考えると、「私の言うことなんかどうでもいいと思っている（＝大切にされていない）」と感じるので、腹が立って叱ってしまうのですね。でも人間は、とくに子どもは「人の言うことを聞くために」生きているのではなく、「自分のしたいことをするために」生きています。ＡＤＨＤ傾向のある場合は、「今、ここ、私」に全集中して生きているのでなおさらです。決してお母さんの言うことをどうでもいいと思っているわけではないですよ。

E：なるほど、イライラするのは、子どもの忘れ物だけでなく、私の感じ方の課題でもあったんですね。そこは腑に落ちました。でも、実際、子どもの忘れ物はどうしたらいいのでしょう。

Dr.：例えば、昔流行ったような、二つ合わせるとハートができるキーホルダーの片割れ同士をランドセルと水筒に付けておいて、この二つが合わさるとハートが完成する、ランドセルと水筒の2つはセットだよということを可視化して、思い出せるようにしてもいいかもしれませんね。

E：ほかに、何か工夫できることはありますか？

Dr.：実は、よく物をなくす子の忘れ物の問題は一筋縄ではいかないので、その特性は思い切って諦めるというのも一つの手です。

E：諦める、ですか？

Dr.：例えば、消しゴムや鉛筆はなくすものと諦めて箱買いしておく、体操着も替えを買っておく、みたいなことですね。

E：面白い発想ですね。忘れ物を正すばかりで、そんなこと考えたこともなかったです。

Dr.：そうなんですよ。正すばかりでは、自分はダメだと自己肯定感を下げてしまうので、ますます周囲と自分は違うと感じて、不適応感が強まってしまいます。諦めることも大切です。

E：なるほど、確かになくした消しゴム一個で、家庭内が険悪になっていました。

Dr.：それから、私にＡＤＨＤ傾向があるのでよく分かるのですが、数が3つを超えると途端に管理ができなくなります。例えば、私の持ち物には家のカギ、車のカギ、携帯電話、財布、手帳、筆記用具といろいろあるのですが、必ずどれかを忘れるので、家のカギと車のカギを一緒にして、手帳と一体化した携帯電話ケースを自作して使っています。ちなみに、長財布には筆記用具も入ってますよ（笑）。

E：なるほど、先生もそうなんですね、安心しました。

Dr.：アインシュタインもピカソも、レオナルド・ダ・ヴィンチも、モーツァルトもスティーブ・ジョブズも、みんなＡＤＨＤです。自分のこだわりに過剰に集中することで、世界を変えてきました。偏りは才能ですから、いろいろ工夫して才能を伸ばしていきましょう！

処方箋

偏りは才能。
短所を責めず、長所を伸ばす。

6

子どもの特性②

子どもの部屋が片付かない

Eさんは40歳の女性。10歳の子どもがADHD（注意欠如・多動症）の傾向があり、子どもの部屋が片付かずに悩んでいます。

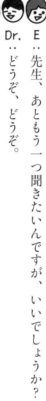

E：先生、あともう一つ聞きたいんですが、いいでしょうか？

Dr.：どうぞ、どうぞ。

E：娘の部屋が散らかっていて、ゴミも捨てられなくて床に置きっぱなしになっているんですが、どうしたらいいのでしょうか？

Dr.：これも耳が痛いな（笑）。実はこれも「今、ここ、私」を生きるADHD傾向の人に特徴的なことで、今この瞬間にすごく集中しすぎるあまり、5分前に言われた「ゴミを捨てなきゃ」という意識がどこかに飛んでしまうんです。こういう時は、ゴミ捨てを「義務」ではなく「エンターテインメント化」するといいと思います。

E：エンターテインメント化？

Dr.：はい、私も使っているのですが、自動開閉式のゴミ箱があって。この動きが面白くて、ついゴミを捨てたくなります。これを家に置くようになってから、子どもがゴミを捨てたくて、親にゴミをせがむようになったなんて家庭もあるぐらいです。

E：なるほど、私もゴミ捨ては義務的なことと考えていたので、そんなことは思いもつきませんでした。

Dr.：ADHDの特徴は過集中（一つのことに集中しすぎて、周りが見えない）ですが、その特性を利用するといいですね。文房具、ノート、ゲームや周辺機器などの収納箱を作っておき、時間を10分と決めて、運動会の玉入れのように収納ゲームをして、時間内にクリア（収納）できたらおやつがもらえるよ

自動開閉式のゴミ箱の例

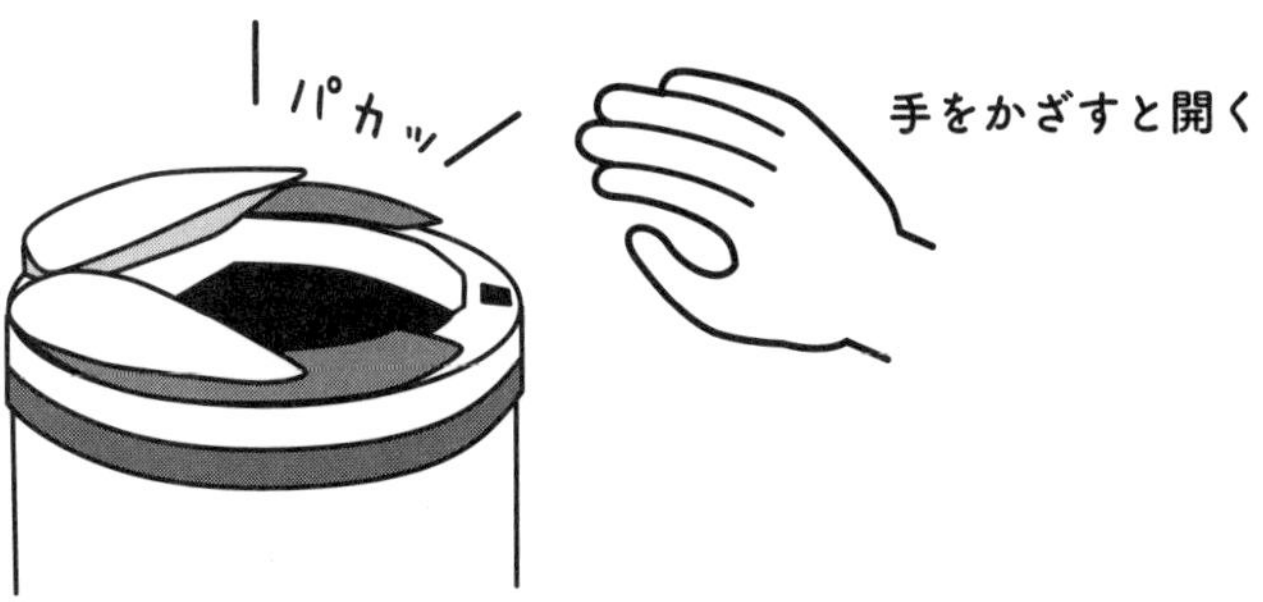

うな、ゲーム感覚の部屋のお片付けもいいかもしれません。

E：それも面白いかもしれませんね。

Dr.：ほかにもあります。道具箱に、わざと斜めにビニールテープで線を引いておき、それに沿って道具が並んでいないとなんだか気持ちが悪いけれど、逆に整頓されていると気持ちがいいので、つい整頓してしまう、なんていうのもあります。人間は義務的なことには興味・関心が向かず、うれしい、楽しい、気持ちいいに関心を向けます。

E：うれしい、楽しい、気持ちいい、かあ。

Dr.：仏教の用語で「火宅」という言葉があります。「法華経」のたとえによれば、ある父親が外出先から家に戻ってくる途中で、自分の家から火が出ているのが見えました。驚いた父親が子どもたちに逃げるように叫びますが、家の中の子どもは遊びに夢中で、父親の声が聞こえません。その時、Eさんならどうしますか？

E：えー、先生、想像しただけで具合が悪くなってきました。

Dr.：良くなりに病院に来たのに、具合が悪くなってはいけないので、早速答えを言いますね（笑）。お父さんは、「子どもたちよ！　こっちに面白いおもちゃがあるぞ」と言ったそうです。「面白いおもちゃ」に反応した子どもたちは、外に飛び出してきてやけども負わずにすみました。

E：なるほど、相手の関心のありかを見抜くことが大切なんですね。

Dr.：「うれしい」「楽しい」「気持ちいい」。この三つに当てはまることに人間は心が惹かれます。ぜひぜひ、娘さんの惹かれる何かだけでなく、Eさんの惹かれる何かを見つけて、お互いに楽しんで生きてくださいね。

その後、Eさんは、叱るのをやめてゴミ箱システムを採用し、子ども部屋もきれいになり、家族関係も良好になったようです。

処方箋

「うれしい」「楽しい」「気持ちいい」。相手の関心のありかを見抜く。

7

不眠

寝付けず、夜が苦しい

Fさんは60代の男性です。あるプロジェクトの締め切りに追われ、不眠不休でなんとかやり終えました。その後はとくに仕事は忙しくないのに朝方まで眠れなくなり、どうしていいか分からず来院しました。

Dr.：どうなさいましたか？

F：実は、会社の重要なプロジェクトを任されて、ずっと締め切りに追われる生活をしていました。不眠不休、息も絶え絶えでなんとか終えたのですが、それからというもの、とくに仕事は忙しくないのに、朝方まで眠れなくなってしまったんです。本当に困ってしまって……。

Dr.：それは、つらかったですね。眠れないのは本当につらいですから。

F：ネットを見たら、不眠はうつ病の前段階と書いてあって、怖くなってきま

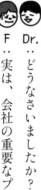

した。私はどこかおかしいのでしょうか？

Dr.：そんなことはありませんよ。Fさんは、まったくもって正常です。

F：いやいや、先生おかしいでしょう（笑）。いきなり、不眠の人をつかまえて正常だなんて。

Dr.：あっ、すみません。いろいろ説明をすっ飛ばしてしまいました（笑）。正確には、本人にとってはつらいけれども、心と体の仕組みとしては正常だということをお伝えしたかったんです。

F：仕組みとしては正常？

Dr.：はい。それをお伝えするために、まず「3人の私」から説明しますね。

F：3人の私ですか？

Dr.：私たちは普段、考えて行動している私を、「私」だと思っているのですが、実は「私」は3人いるのです。1人目は、まさに「考える私」です。そして、2人目は、「動物の（ように反応する）本能の私」。さらに、心拍や呼吸のように意識しなくても勝手に自律神経を動かす「生命体の私」です。

F：へえー、3人いるんだ。そんなこと、考えもしなかったです。

Dr.：今回、とくに大切なのは1人目と2人目の私です。Fさんがもしウサギさんだとして、ライオンに追われている時に、眠くなったら寝ますか？

F：寝るわけないじゃないですか。目をこじ開けて逃げ続けます。

Dr.：いいですね。そうなんです。実は、追われている時に逃げるために眠れなくなるのは正常で、動物としての大切な本能です。Fさんも、最初は仕事に追われていたので、眠れなくなりました。

F：確かに眠れないおかげで、プロジェクトが間に合いました。でも、今はプロジェクトも終わって仕事も暇になったのに、なんで眠れないのでしょうか？

Dr.：いい質問ですね。そこです。今は「寝なくてはいけない」という意識が強すぎる。つまり、今度は「寝ること」に追われているんです。なんとか解決せねばと必死になり、精神科の門をたたくぐらいですから（笑）。

F：なるほど、そういうことだったんですね。確かに、1日のうちのほとんどを「どうしたら眠れるか」と考えることに費やしている気がします。

Dr.：それが、「四六時中、敵に追われているぞ」「だから寝るな」という動物の本能を刺激して、眠れなくなっているのです。本能だと考えると、病気というよりは生き延びるための能力なんです。

F：なるほど、自分が病気じゃないことにはホッとしました。でも、これからどうしたらいいのでしょう。

Dr.：まずは眠れない自分を「おかしい」と否定しないでください。自分を否定すると自分が弱い＝敵が強いという認識になって、余計眠れなくなりますから。

F：なるほど。分かりました。まずは眠れない自分を「おかしい」と否定しないようにします。

Dr.：それから、プランBを実行しましょう。

F：プランB？

Dr.：これは、認知行動療法のテクニックなのですが、寝るという選択肢しかないと思っているからつらくなるので、あらかじめ眠れないときにはコレをするという選択肢をつくり、それを淡々とこなすんです。例えば、私なら、プランBはむずかしい哲学書を読むと決めています。面白いもので、むずかしい哲学書を読むことから私が逃げたいらしく、眠りに逃げて、たいてい眠ってしまいます。

F：面白いですね。でも、それでもダメならどうしたらいいのでしょう？

Dr.：その時はプランC、完全徹夜チャレンジです。紅白歌合戦のけん玉チャレンジのように、何日ぐらい徹夜できるかギネス記録に挑戦してみてください。徹夜、つまり不眠を恐れると不眠に追われて眠れなくなりますが、不眠をワクワクで迎えると、安心するので結構眠くなるものです。楽しんでやってみてくださいね。

F：分かりました。なんだか楽しくなってきたので、やってみます。

その後、Fさんは、眠れないときは苦手なプログラミングの本を読むことに決めて、徹夜で学習しようとしたそうです。でも、あまりにも退屈で気が付いたら眠ってしまうようになりました。

処方箋

眠れないのは動物の能力。眠れないことを苦しがらず、眠れないことを楽しむ。

第4章

お金の悩みへの処方箋

現代を生きる私たちにとって、
避けて通れないのがお金の問題。
多くの人がお金について
学ばないまま大人になり、
漠然とした不安を抱えている

1

働く意味

仕事が楽しくない

Aさんは、19歳の女性です。人気洋食店のスタッフとして働いて2年目に突入し、仕事に行くのが、とてもつらくなってきました。休みの日の夜には、「明日から仕事か」と思うとソワソワしてきて眠れなくなり、次第に休みがちになったので、思い切ってクリニックの門をたたきました。

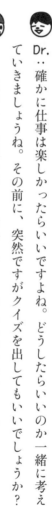

Dr.：どうなさいましたか？

A：仕事が楽しくなくて。それでも1年目はがんばって行ってたんですけどね。でも今は行くのがつらくて。どうしたら楽しくなるのか、相談に来ました。

Dr.：確かに仕事は楽しかったらいいですよね。どうしたらいいのか一緒に考えていきましょうね。その前に、突然ですがクイズを出してもいいでしょうか？

A：えっ、クイズですか？（けげんそうに）いいですけど……。

Dr.：ディズニーランドには2種類の人間がいます。さて、それはどんな人たちでしょうか？

A：えーっ？　なんだろう。お客さんとキャストかな？

Dr.：大正解！　素晴らしいね。

A：私、大好きなので10回以上行っているんです。本当に夢の国で楽しいですよね。

Dr.：そうそう、まさに夢の国です。アトラクションは楽しいし、食事もおいしい。掃除も行き届いて、歩いているだけでも気持ちがいい。ミッキーにも会えるしね。

A：そうなんですよ。ミッキーやミニーちゃんだけじゃなく、キャストの方もいつもニコニコしていて親切なんですよ。また明日からがんばろうって、すごく元気をもらえます。

Dr.：でも、それを楽しむためには、何が必要でしょうか？

A：お金かな？

Dr.：そうなんです。楽しい、おいしい、気持ちがいい。そう感じられる代わりに、お客さんはお金を払わなくてはいけないのです。

A：なぁるほど〜。

Dr.：逆にキャストは、態度がとても悪いお客さんがいても、我慢してお客さんを案内したり、ニコニコ笑顔を絶やさずに1日中ずっと掃除をしたりする。でも、その代わりにお金をもらうことができます。

A：確かにそうです。

Dr.：実は「働くこと」の基本法則は、
「人がやりたいことや楽しいことをするときにはお金を支払う」
「人がやりたくないことや楽しくないことをやるときはお金がもらえる」
ことになってるんです。「お給料は我慢料」なんて言葉があるぐらいですから。

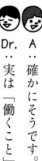

A：なるほど、ディズニーランドのキャストがあまりにも楽しそうなので、仕事って楽しいものなんだと誤解してました。仕事には我慢が必要なんですね。

Dr.：でも、働くってそれだけではありません。先ほどのディズニーランドの話を思い出してみてくださいね。キャストが笑顔でAさんを元気づけてくれたように、きっとAさんも笑顔でほかの誰かを元気にしていると思いますよ。

A：（思い出したように）あっ、確かに、「あなたの接客は気持ちがいいわ」とか「あなたに会いに来たのよ」と言われたことがあります。そのときは本当にうれしかったです。

Dr.：やっぱりそうだったんですね。場所や内容が違っても、ディズニーランドのキャストと同じように、Aさんは誰かの役に立っていて、誰かを笑顔にしているということを忘れないでくださいね。働くとは、「ほかの誰かを笑顔にすること」なんです。美味しい野菜を作ってくれる農家さんも、健康な牛を育てる酪農家さんも、素敵な洋食器を作ってくれる磁器メーカーの職人さんも、たとえその人には見えなくとも、みんな自分の仕事で誰かを笑顔にして、その喜びで自分が笑顔になれるんです。

A：（目に涙を浮かべて）先生！ 聞いてください。小学2年生の時に、初めて母に私の手料理を振る舞ったんです。そうしたら、母は「美味しいね」と目に涙を浮かべながら喜んでくれました。その時の母の笑顔で「私は料理人になる」と決めて、飲食を志したのを思い出しました。

Dr.：それは素晴らしいお話ですね。Aさんは、私に教わらなくても「誰かを笑顔にすること」という働く意味をもう知っていたんですね。あとは、そのつらさを喜びに変えて、その道を進むだけです。

A：（満面の笑みで）先生、ありがとうございました。なんだか急に仕事に行きたくなってきました（笑）。

Dr.：ありがとう！　Aさんの笑顔が見られて、私も本当に幸せです（笑）。

その後、Aさんは、職場に戻り、接客だけでなくレシピの勉強も始めました。その熱心さを見込まれて、新メニュー開発も任されるようになったとうれしい報告を受けました。

処方箋

楽しいことにはお金を払う。
つらいことはお金をもらえる。
つらさを喜びに変えるのは笑顔のエネルギー。

2

逆境

景気が悪く、会社がうまくいかない

Bさんは38歳の女性です。インターネット上でパワーストーンの店をやっていましたが、売り上げが低迷しています。どうしていいか分からなくなり、不安を主訴に来院されました。

Dr.：どうなさいましたか？

B：実はパワーストーンなどのネット販売をやっていて、以前、スピリチュアルブームだった時はそれが追い風になって飛ぶように売れたのですが、その時に比べると、あんまり売れなくなってきています。パワーストーンの仕入れにもお金を使っていて赤字なので、どうしていいか分からず困っています。

Dr.：確かに心配ですよね。ほかには何かお仕事をされていないのでしょうか？

B：自分の書いたイラストや同人誌の販売もしていますが、そんなに売れているわけではないので。光熱費も上がっているので、これからどうやって生活していったらいいのかと思うと、とても心配です。

Dr.：そうですよね、確かにそうかもしれません。風に例えると逆風、向かい風を感じているのですね。

B：はい。

Dr.：追い風は背中を押してくれるので、ラクに前に進めますから、追い風がいいと思いがちです。でも、意外に向かい風も悪くはないものですよ。

B：どういうことですか？

Dr.：例えば、アップルコンピュータの創始者のスティーブ・ジョブズという人は、一度自分の会社をクビになりました。ほかの会社から引っ張ってきた社長とジョブズが対立した時、その当時の取締役会は社長を支持し、創業者のジョブズをクビにしたんです。ジョブズは、最初は落ち込みましたが、その後奮起して、コンピュータ企業のネクスト社とピクサー・アニメーション・スタジオを創業し、さまざまな技術と柔軟な思考を引っさげてアップルコンピュータに復帰し、iPhoneを作り上げたのです。これは、アップルコンピュータをクビになっていなければ成し得ないことでした。

B：なるほど、でもスティーブ・ジョブズが特別だったのではないでしょうか？

Dr.：そんなこともないですよ。例えば、クロネコヤマト（ヤマト運輸）はあるデパートの配送業務の仕事を切られて倒産寸前までいったことがきっかけで、個人宅配を日本中に広めることができました。ほかにも、牛乳屋だけではやっていけなくなって、少ないスペースでいろいろな商品を買えるようにと考えたことで生まれたコンビニエンスストアのローソンなど、たくさんの事例があります。筋トレと同じで、しんどい状態だからこそ筋肉が付いて底力が増す。それが、のちのちの自分を動かす強力な推進力になります。

B：なるほど、逆境だからこそ生まれる進歩があるのですね。

Dr.：そうです。追い風は、背中を押してくれるから速く前に進める。向かい風でも、それに向かって力を出し続けると、風に乗って高く飛ぶことができるんです。どちらの風が来ても大丈夫。何があっても「だいじょぶだぁ～」と肩の力を抜いて、風を受けてふわりと飛んでみてもらえたらと思います。

B：なるほど、なんだか勇気を頂きました。未来で高く飛べるように、逆風を避けずに受けてみようと思います。

その後、Bさんは、余ったパワーストーンを粉々に砕き、自分のイラスト用に買ってあった未使用の絵の具に混ぜて、おそらく世界初のパワーストーン入り絵の具を発売し、大ヒットとなり、フトコロもココロも安定しました。

処方箋

追い風では前に進める。
向かい風では高く飛べる。

3 恨み

お金持ちがうらやましい、ねたましい

Cさんは30歳の男性です。必死に働いても会社の給料がなかなか上がりません。YouTubeでお金持ちが外車や高級腕時計の自慢をしていると、なんであいつばっかりとうらやましくて仕方がなく、そんな自分にも腹が立ってしまうようです。

Dr.：どうなさいましたか？

C：実は、お金持ちがうらやましくて仕方がないんです。ラクして大金を稼いでいるYouTuberや、外車を自慢している会社の社長を見ると、なんだかねたましくて……。ねたんでいる自分にも情けなくなって、どうしていいか分かりません。

Dr.：なるほど、ねたんでしまう自分を責めなくてもいいと思いますよ。若い頃

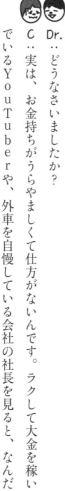

は私もそうでしたから。でも、年を重ね、診療を重ねるうちに、そうでもないことが分かってきました。

C：どういうことですか？

Dr.：例えば、以前、人気のパン屋の社長さんを診察したことがありましたが、その裏側は壮絶でした。朝8時に買いに来てくれるお客さんのために、3時に起きて、4時に職場に入り、数十種のパン生地をこねて焼くの繰り返しだそうです。19時に閉店しても、帳簿をつけたり店の清掃を終えたりして、寝るのは午前0時だと話していました。日々のストレスからアルコール依存症を発症して治療をしていたのですが、その後、心筋梗塞になってパン屋を閉店。現在も通院してくれていますが、運転資金の返済や、スタッフに給料を払うプレッシャーから解放され、「誰にも迷惑をかけない今が、一番穏やかに生活できます」と話していたのが印象的でした。

C：なるほど、意外に商売って大変なんですね。でもYouTuberとかはラクしてるじゃないですか？

Dr.：それが案外、そうでもないんですよ。私もやっているから分かりますが、チャンネル登録をしてもらうのがまず大変で、コンテンツを維持し続けるのがさらに大変なんです。チャンネル登録10万越えのYouTuberの診察もしたことがあるのですが、ネタがなくなる不安から不眠症を発症。最後には生活を切り売りするようになり、嫌がる彼女へのサプライズネタの動画を作ったことで彼女とも別れ、絶望してうつ病になった方でした。

C：へえー、YouTubeでお金を稼ぐのも、そんなに簡単ではないんですね。

Dr.：ほかにも、お金があるばかりに、2人の息子がもめて家族がバラバラになった方や、稼いだお金を守るためだけに必死に生きている方を診察して、「お金持ち＝幸せ」ではないことがしみじみ分かりました。おかげで、ほどほどが一番と思えるようになりました。

C：なるほど、お金持ちは大変な面もあることが分かりました。お金なんて持たないほうがいいんですね。

Dr.：でも、お金があれば、いろいろなことにチャレンジできることも事実です。第二次世界大戦後、豊かなアメリカを「うらやましい！」と思って、それをエネルギーとしてがんばってきた先人が、会社を興し、ビルを建て、鉄道を敷き、今の日本を創ってくれました。ねたみをエネルギーにして豊かさを追求していくのも、立派なことだと思います。もちろん、多くを望まずに今の人生に満足して生きるのも素晴らしいことです。

大切なのはバランス。どちらの人生でもメリットとデメリット、表と裏、すべてを分かったうえで、お金を稼ぐ努力を否定せず振り回されずに、お金とうまく付き合っていってくださいね。

処方箋

嫉妬は不幸の始まりにもなり、幸せの始まりにもなる。大切なのはバランス。表と裏、すべてを分かったうえで、自分のエネルギーに変える。

4 豊かさ

お金を気持ちよく受け取れない、差し出せない

Dさんは30代女性。ネイルサロンを開いていますが、なぜかお客さんから気持ちよく代金を受け取れず、ついサービスをしすぎてしまいます。逆に、自分がお金を差し出すときにも、気持ちよく差し出すことができずに悩んでいます。

Dr.：どうなさいましたか？

D：実は、個人で事業をしているのですが、お客さまから料金を頂戴するのが苦手で。材料費だけでいいとか、どうしてもサービスをしすぎてしまって、後で後悔するんです。逆に、自分はサービスしているのに、なんで相手はしてくれないんだろうと、がっかりしてしまうことも……。自分でも、こんな自分の考えをどうしていいのか、よく分からなくなってしまいました。

Dr.：なるほど、でもそれはよくある悩みですよ。決してDさんだけではないの

で、あんまり心配しないでくださいね。実は、その感情は「お金の所有」が豊かさ、富と権力の象徴だった時代の名残なんですね。

D：お金の所有？

Dr.：そうなんです。産業革命以降、富を搾取する資本家と、搾取される労働者の二つの層が出来上がってしまいました。それだけを学校で学んでしまうので、私たちのなかに、「お金を稼ぐことは、誰かの富を奪うこと」のような感覚が生まれてしまったんです。この感覚は逆に、「お金を支払うことは、誰かに富を奪われること」という感覚につながります。

D：だから私は、お金をもらうことにも、誰かに支払うことにも抵抗があるんですね。でも、どうしたらそれがなくなるのでしょうか？

Dr.：それは、意外に簡単なんです。「豊かさ」に対する定義を変えることです。

D：定義を変える？　それは具体的にはどうするんですか？

Dr.：はい。「豊かさとはお金を所有すること」から「豊かさとはお金を循環させること」に定義を変える。たったこれだけです。

D：お金の循環って、よく分からないんですが……。

Dr.：実は、お金の始まりを考えれば簡単に分かるんです。例えば、収穫したリンゴを何年もずっと手元に置いていたら、どうなりますか？

D：えっ、腐ってしまいますよね。

Dr.：そう。だったらトウモロコシ農家に「冬の食料」としてあげたほうがいいですよね。リンゴをもらったトウモロコシ農家は、感謝のしるしとして余分なトウモロコシをリンゴ農家に「夏の食料」としてお礼に渡す。この循環にコメ農家が加われば「秋の食料」は安心ですし、キャベツ農家が加われば「春の食料」も安心です。お互いに「もらったお礼に（感謝のしるしとして）あげる」という循環を通して、いろんなものを食べることができます。

D：なるほど、確かに、食材が増えて生活が豊かになってきます。

Dr.：ただ、そこに家を建てる大工とか、食材を切る包丁を作る鍛冶屋が入ってくると、誰に何をどれぐらいあげて、どれぐらいもらったかがよく分からなくなるので、「お礼の代わりの何か」を「価値があることにして」やり取りしたほうが便利になった。それがお金の始まりです。

D：なるほど、お金自体にはそもそも価値はなくて、それが循環する手段になった時に価値が出るんですね。

Dr.：その通りです！　よく分かりましたね。

D：そう考えると、一生懸命「代わりの何か」自体にとらわれている自分が滑稽に思えてきました。でも、私はミカンやリンゴなどの物を提供できていないけれど、いいんでしょうか？

Dr.：もちろんいいんです。人間には「食べたい」以外にも、「認められたい」とか、「美しくありたい」「自信がほしい」など、多くの欲求があります。素敵なネイルを提供することで、女性がより美しく自信に満ちて生活できるなら、そして、そこに価値を見出してくれる人がいるなら、それがDさんの価値です。しっかりと自分が価値を提供してお金をもらい、循環させましょう。そうして得られたお金で、彼氏の誕生日に日頃の感謝のしるしとしてイタリアンレストランでお祝いをする。そうすると彼は喜び、レストランと黒毛和牛牧場と、ワイナリーにも富の循環が起きて、みんなが豊かで幸せになります。

D：なんだか、ジーンとして泣けてきました。なんでだろう。

Dr.：それは、Dさんがお金の本当の意味、お金は愛と感謝のエネルギーが物質

化したものだと気が付いたからですよ。

D：お金は愛と感謝のエネルギー……。

Dr.：そうです。大切なので何度も言いますね（笑）。お金は、愛と感謝のエネルギーが物質化した「しるし」なんです。お金をたくさん循環させることは、この世に愛と感謝を循環させること。自分のところにとどめずに、ぜひぜひ、たくさん循環させてあげてくださいね。

その後、Dさんはお客さんから、感謝してきちんとお金を受け取ることができるようになり、お金を差し出すときも感謝して差し出せるようになりました。

処方箋

お金は愛と感謝の循環のしるし。
感謝で受け取り、感謝で差し出す。

5

杞憂

老後のお金が心配

Eさんは45歳の男性です。物価高で生活が大変で、大好きなカフェでの読書もできなくなり、人生の楽しみがなくなり、気持ちがふさぎがちになりました。心配した友人の勧めで来院しました。

Dr.：どうなさいましたか？

E：いやぁ、先生に相談するようなことではないんですけど……。

Dr.：遠慮せずにおっしゃってください。1人だとむずかしくても、2人で考えると何か新しい知恵が生まれることもありますからね。

E：実は物価高で、いろいろな物の値段が上がってしまって生活が苦しいんです。お米も高いし、第一、どこにも売ってないし。以前はたまにカフェでコーヒーの香りを楽しみながらのんびりするのが楽しみだったのですが、今はそん

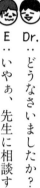

な余裕もなくなって……。こんなんじゃ老後の生活はどうなるんだろうと、今から心配です。

Dr.：そのお気持ち、よく分かります！　私も一時、お米がなくなって大変でしたから。

E：「大変でした」って、過去形になってますけど（笑）。先生はどうやって解決したんですか？

Dr.：実は、白米は売ってなかったんですが、ネットのスーパーに玄米が売れ残っていたんです。その玄米と精米機を買って、家で精米して食べていますよ。

E：家で精米ですか？　私の家は狭くて精米機なんて置けないし、第一、値段も10万円ぐらいするんじゃないんですか？　そんなお金もないです。

Dr.：普通はそう思いますよね。でも、探すとミキサーぐらいの大きさの家庭用精米機があって、値段も1万円ちょっとくらいだったんです。最初は面倒だと思いましたが、ミキサーと同じで上から玄米を入れて、あとはスイッチをオンにして90秒待つだけ。無洗米モードで精米すれば水で研がなくていいので、ご飯を炊くのがかえってラクになりましたよ。

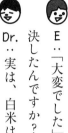

E：へーっ、思ったより安くて、操作も簡単なんですね。お米を研ぐのが苦手でお弁当を買ったりするんで、そのお話、めちゃくちゃ興味あります。

Dr.：興味があるなら、まずますしゃべっちゃいますよ（笑）。精米したてのお米のなんとまぁ美味しいこと。玄米も白米より安いし、保存がきくので、トータルでは安上がりなんです。

E：へぇー、僕もやってみようかな？

Dr.：やってみるついでに、自分の家をカフェにするのはどうでしょうか？

E：えっ、カフェにですか？

Dr.：はい。実は私は、買ってきたコーヒー豆を毎朝挽いて、妻と2人でカフェタイムをとってから仕事しているんです。

E：わざわざ豆を挽くんですか？　面倒くさくないですか？

Dr.：そう思いますよね。でも、豆を挽く時間は、たった20秒ぐらいですよ。そして、その間すごくいい香りが部屋中に広がって、それがリフレッシュタイムになるんです。豆を挽くことを「動的瞑想」なんて呼んでいる仏教の高僧もいて、最初は冗談かと思いましたが、本当にそれぐらい、頭がスッキリして。心も落ち着き、本当にいい気分になります。

E：なるほど、瞑想にもなるんですね。

Dr.：さらに、私はあんまり濃いコーヒーが好きではないので、1杯20円ぐらいで自分好みのおいしいコーヒーが淹れられます。なんだかさっきから、ジャパネットたかたみたいなセールストークになっていますが。

E：でも、先生なんだか楽しそうです。僕と大違いだなぁ。

Dr.：ハハハ。楽しいですよ。だって、本当のお米のうまさや、挽きたてコーヒーの味わいを知ることができたんですから。今まで知らなかったなんて、とってももったいなかったし、知ることができて本当に良かった！　豊かさって、お金のあるなしではなく、どれだけ人生を楽しめるかだと思うんです。そして、ピンチはチャンスです。もうダメだと思っても、たいていは杞憂、なんとかなるものです。トラブルをチャレンジのタイミングだと思っていると、だんだん楽しみ方が分かってきますよ。

E：私もコーヒーからチャレンジしてみます！

その後、Eさんは、朝、15分だけ早く起きて自分でコーヒー豆を挽くことから始めました。毎日、日替わりで豆を変えたり、奥さんと代わりばんこに豆を挽いたりして、人生が豊かで楽しくなったようです。

処方箋

ピンチはチャンス。
今の状況を
「なんだかワクワクしてきたぞ」と楽しむ。
たいていはなんとかなる。

第5章

健康の悩みへの処方箋

死にたくなるほど苦しんでいるのは、
あなたが懸命に生きているから

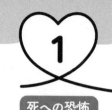

1

死への恐怖

がんが怖い

Aさんは、55歳の男性です。祖父ががんになって、半年の闘病生活の後に亡くなることを経験し、死ぬのが怖くなってしまったようです。自分の健康ばかり気にかけてしまって、だんだん仕事も手に付かなくなり、どうしていいか分からず来院しました。

Dr.：どうなさいましたか？

A：実は、祖父ががんで6カ月間の闘病生活をした後に亡くなりました。それから、自分もがんになって死んでしまうのではと心配になって、仕事中もそればかり考えてどうしていいか分からなくなり、妻に勧められてこちらに来ました。

Dr.：それは、さぞかし不安でしたよね。

A：私はどうしたらいいのでしょう？

Dr.：確かに不安になってしまうのは仕方がないかもしれませんが、ちょっと考えすぎなのかもしれませんね。

A：「考えすぎ」と友人にも言われましたが、当事者じゃないからそんな適当なことが言えるんですよ！　今の私の気持ちなんて、先生には分からないと思います。

Dr.：実は、そうでもないんです。私の祖父は肺がんで、祖母はすい臓がんで亡くなりました。父は胃がんで母は食道がんの手術をしました。ラーメンでいうと全部乗せ、筋金入りのがん家系です。私も将来がんになると予想していますよ。

A：えーっ、そんなにがんばかり！　先生は不安にならないのですか？

Dr.：不安にならないと言えばうそになりますが、そんなに心配はしてません。実は、がんって、検査で発見できるほど大きくなるのに3年ぐらいかかるんです。なので、年に1回の健康診断で、腫瘍マーカーのオプションをつけてチェックできるようにしています。完全に予防することはむずかしくても、早期発見ができれば、命までは取られませんよ。それに、ひそかにがんも悪くないかなと思っている自分もいるんですよ。

A：えっ、どういうことですか？　先生、失礼ですが頭、大丈夫ですか？

Dr.：ハハハ、そう思いますよね。実は、このクリニックの借金と家の住宅ローンにがんの団体信用生命保険をかけているので、がんと診断されると、その二つの借金がなくなるんです。

A：……。

Dr.：「がん」というとなんだか嫌な響きですので、ここでは「ポン」と呼びましょう。ポンという毎年検査すれば命を取られない病気があって、それになると借金が消えてなくなる。そう考えると、結構ラッキーな感じになってきませんか？

A：なんという鋼のメンタル！　でも、確かにそんな気もしてきました（笑）。

Dr.：万が一、命を取られることになっても、日本人の2人に1人はポンで亡くなります。交通事故やくも膜下出血のように突然死ぬことはありません。身辺整理や親しい方とお別れができるという意味で、どちらかというと、もし死ぬならポンで死にたいという医者は多いですよ。

A：なるほど、そういう考え方もあるんですね。医者ががんで死にたいと思っ

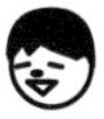

ているなんて、なんだかとってもホッとしました。ありがとうございます。

Dr.：そもそも、なぜがんを恐れるかというと、自分の命を大切にしたいからです。でも、「自分の命を大切にする」とは、「今、ここ、私」の限りある時間を全力で生き切ること。その大切な時間を、がんを恐れるだけの「死んだ」時間にするのは、本当にもったいない。がんへの対策は必要ですが、過剰に恐れすぎないでくださいね。

その後、Aさんは検診を受けて、健康であることを再確認し、安心して仕事に戻っていきました。

処方箋

がんを過剰に恐れない。
できる対策をやり終えたら、
「今、ここ、私」を生き切る。

2

緊張

職場に行こうとすると緊張して行けない

Bさんは35歳の女性。職場にストレスはないものの、職場に行こうとすると、動悸と呼吸苦、めまいが出現します。内科や耳鼻科ではなんでもないと言われ、パニック障害と指摘されました。また起こるのでは？　と考えると不安で次第に会社に行けなくなり、どうしていいか分からず来院しました。

Dr.：どうしました？

B：実は、職場に行こうとすると、パニックになってしまうんです。動悸と呼吸苦、めまいが出て、死んじゃうんじゃないかと思って。最近では、また発作が起きたらどうしようと不安になって、外出も緊張するようになってきました。

Dr.：それはつらかったですね。そんなに身体の症状が一度に襲ってきたら、不安になるのも当然です。

B：どうやったらこの発作を抑えることができるのでしょうか？

Dr.：実は、発作は「抑える」のではなく「喜ぶ」といいんです。

B：(〃゜Д゜)ﾎﾟｶｰﾝ、はっ？　喜ぶ？　こんなに苦しいのに、喜べるわけないじゃないですか！　そんなこと、経験したことがないから言えるんですよ！

Dr.：いや、実は私は、2回ほど、なったことがあるんです。その2回の経験を検証しての真面目なお話です。

B：えー、先生もパニック発作を起こしたことがあるんですか。

Dr.：はい、あります。精神科医になって、3年目ぐらいだったでしょうか。教授回診の朝に寝坊してしまって、青くなって必死に大学病院まで走って向かう最中のことでした。急に動悸がして、息がハァハァして過呼吸になり、手足の震えとめまいがしてきました。

B：それでどうなったんですか？　救急車を呼んだんですか？　さぞ不安だったでしょう？

Dr.：いやいや、救急車なんて呼びませんよ。精神科の医師になってからの出来事だったので、これはパニック発作だなと直感して、正直「やった！」と喜ん

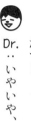

でしまったんですよ。

B：喜んだ？

Dr.：そうなんです。なぜなら、自分がいったんパニック発作になってからそれを克服したら、ものすごい説得力のある、いい医者になれるなあと思ってしまったんです。そしたら、どうなったと思います？

B：どうなったんですか。

Dr.：パニック発作が消えてなくなってしまったんです。パニック発作は、頭で「コントロールできない」と考えると心に「不安・恐怖」を感じて、身体に逃げるための変化、すなわち心拍増加と呼吸回数の増加をきたすという変化なんです。いわば、病気というよりは野生の状態で生き延びるための本能、能力です。なので絶対に死んだりしません。ところが、それを「動悸」や「過呼吸」などの症状としてネガティブに捉えることで、「コントロール不能（ダメだ）」→「不安・恐怖」→「動悸・過呼吸」という悪循環が、症状を持続させる原因になってしまうんです。

ところが今回、不安ではなく、「やった！」と喜びを感じたので、その悪循環のサイクルが止まってしまった。症状から逃げたいと思うと、不安から症状が持続したのに、名医になるために症状を味わいたいと思ったために、逆に症状が消えてしまったんです。（消えていく症状に）待ってくれ～と背中をつかむような名残惜しさを感じました（笑）。

B：なるほど、面白いですね。先生も経験されて克服したと思ったら、なんだか心強いです。でも、もし発作が起こりそうなときは安静がいいですよね。

Dr.：いや、むしろ逆です。

B：逆？

Dr.：そう、逆です。実は動悸も過呼吸も逃げるために最適な身体の状態なので、逃げるような身体の動作をすると、逆に身体がラクになってくる、とアメリカのパニック障害の認知行動療法の治療書に書いてあります。実際に、私も大学病院で、診察中に発作を起こした方を連れ出して大学の構内中を歩き回ったら、患者さんの症状が本当に良くなりました。まあ、日本でそんなことをしているのは、私ぐらいだと思いますが（笑）。

B：なんだか、先生とその患者さんの治療の様子を聞いていたら、ワクワクし

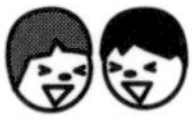

てきました。明日からチャレンジしてみようかなあ。

Dr.：明日ではなく、今でしょう！　一緒にあの夕日に向かって走りましょう。

B：それは遠慮しときます（笑）。

その後、Bさんは電車に乗るチャレンジを行い、無事にパニック発作を克服しました。

処方箋

その症状は動物の本能。
生き延びるための大切な能力。

3

消耗

どうしてもがんばりすぎて体調を崩してしまう

Cさんは45歳の男性。真面目で几帳面な公務員の方です。コロナ対応に明け暮れた1年で、心身共に消耗してうつ病を発症し、関西の実家で療養をしていました。今回、3カ月の休養を経て復職の予定で、職場近くの私のクリニックを受診しました。

Dr.：Cさんは復職のための転院ですね。現在の体調はいかがですか？

C：だいぶ回復してきました。気分も楽です。3カ月も休んだので、気力もだいぶ出てきました。正直、休むのにも飽きてきた気もします。

Dr.：それはよかったですね。「仕事に行けそう」対「無理そう」の割合はどれぐらいでしょうか？

C：だいだい8対2ぐらいまで行きたい気持ちが強くなっています。

Dr.：それは素晴らしいですね。では、前の先生のご判断と同じように復職の方向で治療も続けていきましょう。復職に向けて何か気になることはありますか？

C：うつ病からここまで回復し、やっと復職するのはうれしいのですが、以前のようにがんばれるか心配です。私はついつい無理をしてがんばりすぎて、疲れて体調を崩す傾向があるので。先生から何か良いアドバイスを頂けたらうれしいです。

Dr.：なるほど、アドバイスですね。いちばんに言っておきたいことは、「以前のようにがんばらないこと」です。

C：えっ、どういうことですか？　私はせっかく復職するのだからがんばって働きたいのですが。

Dr.：Cさんはがんばって働きました。それは、本当に一生懸命やっていました。その結果どうなりましたか。

C：その結果、うつ病になり、休職しました。あっ、そうか。ということは以前のようながんばり方をしたら、またうつ病が再発する可能性があるってことか？

Dr.：さすがCさん、素晴らしいですね。そうなんです。例えば、Cさんが人生というマラソンを走っているとして、今回の休職は、給水所でしばらく休んだみたいなものですよね。

C：はい、そう思います。

Dr.：とすると、復職の時、多くの人は、先頭集団から置いていかれたと思うので、追い付こうとがんばってしまいます。でも、マラソンでそんなことをしたらどうなりますか？

C：どうなるんだろう。

Dr.：先頭集団より速く走らなくては追い付けないので、無理をしてしまう。すると、またマラソンの途中で倒れてしまいます。再び休職という羽目になるんです。

C：なるほど！　でも、がんばるのがいいことだと教えられてきたので、具体的にはどうやったらいいのかよく分かりません。

Dr.：ちょっとたとえ話をさせてくださいね。あなたがスマホだとすると、最初の目標は帰宅までバッテリーを持たせることです。まずは行って帰ってくるところから始めてください。そして一番大切なのは、「できるけどやらない覚悟」。

あなたは高性能のスマホなので、YouTubeも再生できるし、音楽も再生できます。でも、それをやると夕方には電池が切れてしまいます。だからまずは、メールと電話とインターネットだけに絞って仕事をしてみてください。そして、2カ月は残業しないこと。

C：なるほど、先ほどの話にも通じますね。がんばりすぎないことか。

Dr.：さらに、余計なアプリをインストールしないことも大切です。過去を後悔するアプリ、他人の目を気にするアプリ、未来の不安を感知するアプリも削除してみましょう。メモリを100％開放するとスマホが一番快適に動くように、あれこれ考え悩まずに、脳を空っぽにしたほうが一番うまくいくのですから。

処方箋

あなたはスマホ。朝から動画を再生したら、夕方にはバッテリーが切れる。バッテリーを持たせるために、大切なのは「できるけどやらない覚悟」。

4

人生の目的

人生がつまらない

Dさんは52歳の男性です。子どもの頃に両親が他界。大学進学を諦め、仕事をしながら妹さんを大学まで出して結婚式を挙げさせました。自分は結婚するタイミングを逃し、今まで仕事一筋でやってきました。今回、技術職から営業職に異動になり、仕事が思うように回らず、やりがいを感じられなくなりました。最近では欠勤することも多くなり、会社の勧めで受診となりました。

Dr.：どうなさいましたか？

D：こんなことを初対面の方に話すのは気が引けますが……。実は、最近人生が面白くなくて、生きていても仕方ないような気がして……。

Dr.：そうだったんですね。よく話してくださいましたね。ありがとうございます。

D：（ちょっとびっくりして）ありがとうと言ってもらえるとは思いませんでした。もう少しお話ししてもいいですか？

Dr.：もちろんです。遠慮しないでお話ししてくださいね。

D：実は、高校3年の秋に両親が事故で亡くなり、その後、妹が結婚するまで仕事一筋でがんばったんです。今までの技術系の仕事は楽しかったのですが、営業に異動してから思うように仕事ができず、会社にも迷惑をかけてばかりで。人生を振り返った時に、自分の人生って何だったんだろうなあと思って……。

Dr.：そうだったんですね。よくそこまでがんばられましたね。

D：（涙ぐんで）……。

Dr.：おそらく、Dさんは今まで、人のために人生を使ってきたのではないでしょうか？　妹さんが結婚するまでは妹さんのために生活費を稼ぐ、妹さんが結婚したら会社のためにがんばって高品質の製品を作る、というように。でも、異動によって、自分が会社のために貢献できていないと感じた時に、何を目的にしていいかが分からなくなってしまったんだと思います。

D：なるほど。確かにそうかもしれません。

Dr.：もしそうならば、これからはちょっと自分のために生きてみませんか？

D：自分のためですか？　そんなこと考えたこともなかったなあ。

Dr.：自分がちょっとでもワクワクするものがあったら、遠慮しないでどんどんやってみましょう。例えば、今流行りのソロキャンプでもいいし、魚釣りでもいい。道具をそろえるのが大変なら、サウナもいいかもしれませんよ。仕事しかしていないと「人生＝仕事」と誤解して、「仕事がつらい」ことを「人生がつらい」と誤解してしまうんです。でも、仕事のほかに、趣味や違うコミュニティがあると、仕事がつらくても、ほかのことが楽しければ生きる気持ちがなくなるまでは追い詰められないので。

D：でも、あんまりピンとこないなあ。

Dr.：もし新しいことにピンとこないなら、過去に楽しかったことをやってみましょう。例えば、レゴブロックやプラモデル作りをしてみるとか、尾崎豊やザ・ブルーハーツなど、中学の頃に好きだった曲を聞いてみるのもいいですよ。その頃のワクワク感を思い出すことで、「自分がやりたいことをただ楽しんでやっている」時の感覚を思い出せますから。

D：「自分がやりたいことをただ楽しんでやっている」ですね。そんな感覚があることすら忘れていました。

Dr.：そうなんです。忘れているだけです。自分の人生を、本当にやりたいことをやって生きることができれば、やる気は勝手に付いてきます。やる気が出ると自然に物事が前に進み、新たな可能性の扉が開かれます。

D：分かりました。やってみます。

子どもの頃にレゴブロックが好きだったCさんは、まず手始めにレゴに触ってみました。少しずつ作品を作るうちに、子どもの頃の情熱に灯がともり、休日は昼夜問わず夢中でレゴブロックに没頭しました。めきめきと腕を上げ、たくさんのレゴ作品を作ったCさんは、レゴブロックの大会で賞を受賞し、その作品はインターネットで紹介されるまでになりました。その緻密な作品を知った社長が、「製品開発に取り組んでほしい」と技術職に呼び戻しました。レゴで「創り出す喜び」を思い出したCさんは、「お金を稼ぐため」ではなく、「社会に役に立つ製品」を創ることが自分の喜びだと気付き、新製品開発に奮闘しています。

処方箋

自分の人生は誰のものでもない、
自分のもの。
何が大切か分からなくなったら、
自分の人生を生きていた過去につながろう。

5

葛藤

家族と和解しないまま死期が近付いてきた

Eさんは70歳の男性。10年前にささいなことから兄弟げんかとなり、お兄さんと絶縁状態となりました。ところが3カ月前にがんを宣告され、自分の余命が残り少ないと知って、家族の問題にどう向き合ったらいいのか分からなくなり、来院しました。

Dr.：どうなさいましたか？

E：実は、10年前にささいなことから兄とけんかになり、以後、音信不通になっています。自分の余命が少なくなっているので、どうしたものかと悩んでいました。

Dr.：そうだったんですね。

E：先生、私は毎日、「何が正解なんだろう」「どうやったらこの問題を解決できるのだろう」と、ずっと悩みっぱなしなんです。私は一体どうしたらいいのでしょうか？

Dr.：まず一番大切なこと、それは「解決を期待しない」ことです。

E：期待しない？

Dr.：家族間の問題というのは、身内だからこそ「分かってほしい」という過度の期待がついて回るので、期待した分、落胆も大きくなります。

分かりやすく言うと、テストで自分の苦手（期待していない）分野なら、60点でもそこそこ納得がいきますが、自分の得意（期待している）分野だと75点でもなんだか納得できない、そんな感じです。期待は自分のなかでの合格点を上昇させるので、結果的にがっかりの確率を増やすことになってしまうんです。

E：なるほど。だから私の周りでも身内でのけんかとか、家庭内がうまくいかない悩みの話が多いのか。

Dr.：その通りです。なので、まずは解決を期待しない。この問題には正解はないので、「どのような結果になってもいいんだ」という思いを持ってください。

E：でも、やっぱりなんとか解決したいです。

Dr.：ありがとうございます。Ｅさんがどうしても解決したいのなら、次に大切なのは、相手に対する感謝と愛を意識することです。

どうしても「あのけんかは、どっちが正しかったのか？」を蒸し返したくなりますが、10年もたっているので、当時の状況や言葉のニュアンスなども分かりません。正解を求めるのではなく、自分の「仲直りしたい」という思いを叶えるためにも、相手に対する感謝の意識を持ってください。

E：でも、いろいろとひどいことを言われたので、感謝と言われても正直、むずかしいですね。

Dr.：そうなんですよ、実はこれが本当にむずかしい。でも、よく考えてみてください。向こうはひょっとしたら仲直りしたくないかもしれません。仲直りしたいのはＥさんです。

早朝から眠い目をこすりながら「しまむら」に5時間並んで「ちいかわ」グッズを手に入れるのも、私のように大学受験で3浪してでも合格して医師の資格を得るのも、まったく同じです。大変だし、しんどいですが、手に入れたい側が忍耐と努力をするのがこの世の法則です。

E：ハハハ、手厳しいですね。でも、本当にそうかもしれません。

Dr.：逆に「そこまでしたくない！」と思ったのであれば、それがEさんの本心です。「家族は仲良くすべき」とか、「他人から見て和解していないのは、へんに思われる」という世間体から、我慢してでも問題を解決しなくてはと思うなら、そんな我慢はしなくていいと思います。

幸いEさんは、奥さまとお子さんとは仲良しのようなので、余計な「正解探し」に時間を奪われないでください。大切な「命の時間」を楽しく過ごしてもらえたらと思います。

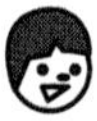

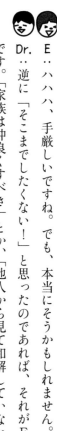

E：そうですね。「何が正解なんだ」と悩んでいる時間は、本当にもったいない。ありがとうございます。先生に言ってもらったおかげで、なんだか吹っ切れました。兄弟には自分の悲しかった思いと今までの感謝の両方を、手紙に書いて、おしまいにします。

後はどうなろうと期待しないで、妻と子どもと余生を全力で楽しみます。

その後、Eさんは、約束通りお兄さんに手紙を書き、長年の夢だったヨーロッパ旅行に出かけました。帰ってくると、心配していたお兄さんが空港で出迎えてくれました。2人は空港で抱き合って泣きました。2人はすっかり過去のことを水に流して、もとの仲の良い兄弟に戻りました。Eさんは亡くなる直前まで家族と親戚と共に幸せに過ごした、との感謝の手紙を、奥さまから頂きました。

処方箋

生き方に正解はない。世間を気にせず、相手に期待しないで私が私の命の時間を全力で楽しむ。

6 諦め

挑戦しなかったことを後悔している

Fさんは60歳の男性。ある会社の2代目社長として無事に勤め上げ、会社を息子に譲りました。しかし時間ができた今、これまで自分は長男としてやりたいことを我慢してきたことを思い出し、とても後悔しています。

Dr.：どうなさいましたか。

F：実は私、精密機器メーカーの2代目社長として働き、最近会社を息子に譲って、隠居の身になったんです。しかし、忙しく働いていたのにいきなり暇になったせいか、もっと自分のやりたいことをやればよかったと後悔ばかりが目立つようになりました。眠れなくなったこともあって、思い切って先生のところに来てみました。

Dr.：そうだったんですね。よく話してくださいましたね。もし差し支えなければ

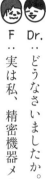

ば、やりたいことって何だったんですか？

F：実は私、先生のように医者になりたかったんです。

Dr.：なるほど、そうだったのですね。どうして医者になりたかったのでしょう？

F：なんか恥ずかしいですが、人を助けたいという思いがあったんですよね。

Dr.：でも、Fさんの会社の製品は、体温計を作るのに大切な部品です。コロナ禍の時は、体温計が本当に診断の「頼みの綱」でした。ある意味、世界中の人を助けたのではないでしょうか？

F：なるほど、確かにそう言われてみればそうかもしれないですね。認めてもらったような気がして、本当にうれしいです。でも、父の敷いたレールに乗って生きてきた感じなので、どうしても本心からうれしいとは思えません。

Dr.：私は逆に、父が医者だったので、子どもの頃から「光源ちゃんはお父さんみたいに医者になるんでしょ」と言われてきて、「うん」と返事をし続けているうちに引っ込みがつかなくなって3浪までした経緯があるんです。一見違っているようでいて、なんだかとっても似ていますね。

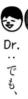

F：先生にもそんな経験があったのですね。もし、先生が医者にならなかったら、どうしていましたか？

Dr.：人を助けたいという漠然とした思いや人体に対する興味はあるので、整体師か鍼灸師になっていたと思います。

F：なるほど、それもいいですね。私もとっても惹かれます。

Dr.：そこまで思っているなら、思い切ってやってみてはどうですか？

F：え、これからですか？

Dr.：はい、これからです。

F：そんなの無理に決まってるじゃないですか。私はもう定年を迎えたおじさんですよ。

Dr.：確かにそう思ってしまうのは無理もありません。でも、私の同級生に55歳で医学部に入学してきた主婦の方がいらっしゃいました。

F：えっ、そんな方がいらっしゃったんですか？

Dr.：はい、Aさんという4人のお子さんの母親で、入学時に末っ子は高校1年生でした。どうしても医師になる夢を諦め切れないで、10年かかって勉強されたようです。

F：それは本当にすごいですね。

Dr.：その後、Aさんは61歳で医学部を卒業し、介護老人保健施設の医師として立派に活躍されました。

Fさんも家業のある家の長男として、立派に役割をこなされました。人には持って生まれた立場や役割があり、それを立派にこなすことも素晴らしいことです。まずはそれをきちんと認めて、ご自身を評価してあげてください。

でも、それを終えて、もし少しでもチャレンジする情熱があるなら、ぜひやってみてください。例えば、整体師なら定年もなく、これから十分チャレンジできるかもしれません。患者さんに整体を施術する体力がなくても、鍼灸なら可能かもしれません。開業しなくても、鍼灸師として家族や友人の健康をサポートしてもいいでしょう。

F：鍼灸師は医師ではありませんが。

Dr.：大切なのは肩書ではありません。医師は、「人を助けたい」という思いを果たす肩書の一つですが、その職業にとらわれる必要なんてないんです。もっとたくさんの、人を助ける仕事があります。一度しかない人生です。もう年だからと諦めないで、今できることを始めましょう。

F：何をやるかは分かりませんが、なんだかやれる気がしてきました。本当にありがとうございます。

その後、Fさんは入学に年齢制限がなく50代の方も多く入学している鍼灸の専門学校に通うことになりました。これからどうするかは決めていませんが、元気ではつらつとしているFさんに、私も元気をもらいました。

処方箋

自分の役割をきちんと果たしている自分を認める。でも、どうしても夢を追いたかったら今できることから始めてみる。

おわりに

あなたの人生は、あなたの物語

この本は、現実で直面するいろいろな問題に対して「だいじょぶだぁ〜」と心がラクになってもらえるように、心を込めて書きました。

最後まで読んでくださったあなたに、心から感謝します。

高校時代に不登校で悩んでいた私が、3浪時代に死にたいと絶望していた私が、誰かの希望の光となるために本を書いて、そして読んでいただいているなんて。こんな未来が待っているなんて思ってもいませんでした。

以前の私は、夢も希望もない勤務医でした。せっかく3浪までして医師になったはいいものの、大学病院からいろいろな病院に派遣されては大学病院に戻され、また医師の足りない地方の病院に派遣されての繰り返し。カルテや書類の山に埋もれ、疲弊し、唯一の楽しみは当直中の、患者さんの診察が途切れたときにする、真夜中のコーラを飲みながらのネットサーフィン。患者さんにはカッコいいアドバイスをするけれど、何のために生きているのか分からない状態で生きていました。

私の未来が変わったのは、東日本大震災がきっかけでした。宮城県の病院で働いていた私は、病院の手前まで来た津波に、なすすべがありませんでした。周囲を海水に囲まれて、陸路を絶たれ、陸の孤島でまる2日過ごした時に、「一度しかない人生だから、ここで死んだと思って、人の顔色や常識なんかにとらわれずに、やりたいことをやってみよう」と思い立ち、「薬に頼らないクリニックをつくりたい」と開業を決意しました。

そして、同時に忘れていた思い（34ページ参照）を思い出し、「人の心に光をともすため」に本を書き始めました。そうして、過去に行った実際のカウンセリング記録や認知行動療法などの精神療法書、果ては自己啓発書から哲学書まで読み漁っていた時に、ふと大切なことに気が付きました。それは、

私の人生は、（ほかの誰でもなく）私が書く物語

であるということです。

ヒーローズ・ジャーニーという言葉があります。

ハリウッド映画のヒットの法則で、何の変哲もない主人公が、ある出会いから新しい世界に飛び込みます。そこでいったんは無敵の活躍をしますが、強敵が現れて今までの自信が木っ端みじんに砕かれます。その絶望の淵をさまよう主人公の前に現れる、マスターたち。厳しい修行を経て、ついに主人公は強敵に勝利します。

例えばスパイダーマンやスター・ウォーズなど、この法則に従って作られた映画は、例外なくヒットすると言われています。なぜなら、人間の人生は多くの場合、このような流れで成り立っているので、多くの人が、このストーリーに共感し、熱狂するからです。

今は本当に苦しい時代で、行き詰まっていると感じたり、絶望感でいっぱいだと感じていたりする方も多いと思います。

けれども、その絶望に負けないでください。

もし、死にたいくらいつらいとしたら、被災した時の私のように、一度死んだと思って新しい物語を書いていきませんか?

他人の顔色なんて、うかがわなくて大丈夫ですよ。なぜなら、他人は他人で自分の物語を書くのに夢中で、残念ながらあなたのことをあんまり気にしていないから。

他人と自分の物語で、どちらが正しい物語なのかも悩まないでくださいね。なぜなら、お互いが、自分が正義のヒーローの物語を書いているので、物語の数だけ正義のヒーローがいるだけの話なのです。

あなたのつらい今のこの瞬間は、ヒーローズ・ジャーニー的には最大の山場、メチャクチャ盛り上がる変化の大チャンスです。

考え方をちょっとだけ変えて、たった1ミリだけでいいので、物語を良いほうに書き換えていきましょう。

本書がそのきっかけになったとしたら、本当にうれしいです。

さあ、準備はいいですか？　始めますよ！

昔々あるところに、輝く玉のようなかわいらしいあなたが生まれました。

あなたは、希望を持って生まれましたが、現実世界のたくさんの苦難によって、不安や怒り、恐れで打ちひしがれ、心は暗闇に閉ざされてしまいました。

ところがある時、誰かが、何かが、その心をノックし、閉ざされた扉が開かれました……。


ここまでは、私が代筆しましたよ。

何があっても大丈夫！

ここからの、新しい物語の続きをつくっていくのは、あなたです。

令和7年1月　平 光源

■プロフィール

平 光源　TAIRA KOUGEN

東北地方でクリニックを経営している開業医。高校時代、自らの不登校によって医学部受験に失敗。３年浪人してうつになり、叔母の一言がきっかけでうつから回復した経験をふまえて、約25年間、精神科医として心のケアにあたる。

特別支援学校学校医、介護老人保健施設往診医、いのちの電話相談医、傾聴の会顧問など、その活動は多岐にわたる。精神保健指定医、精神科専門医、日本医師会認定産業医。

今までの経験をまとめて2021年に出版した書籍、『あなたが死にたいのは、死ぬほど頑張って生きているから』（サンマーク出版）が2022年の第２回メンタル本大賞優秀賞を受賞。台湾華語版、タイ語版に続き、2023年に中国語版が発売され、同年12月には、タイで出版記念講演会が開催されるなど、その活動は世界に広がっている。

平 光源のイベント・メルマガなどの情報は
下記QRコードから

編　集　角田 由紀子
装幀・本文デザイン・DTP　荒木 香樹
校　正　高木 信子

だいじょぶだぁ〜
不登校・うつを経験した精神科医の読む薬

2025年4月10日　第1刷発行

著　者　平 光源
発行人　上村 雅代
発行所　株式会社英智舎
〒160-0022
東京都新宿区新宿2丁目12番13号2階
電話 03 (6303) 1641　FAX 03 (6303) 1643
ホームページ https://eichisha.co.jp
発売元　星雲社（共同出版社・流通責任出版社）
印刷・製本　株式会社シナノパブリッシングプレス

在庫、落丁・乱丁については下記までご連絡ください。
03 (6303) 1641（英智舎代表）

ISBN　978-4-434-35245-4　C0047　130 × 188